U0305994

邱新萍 邹济源 孙颂歌 —— 主编

马万千 临证验案精选

尊古而不拘泥于古
四诊合参
辨证论治

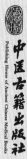

中医古籍出版社

Publishing House of Ancient Chinese Medical Books

图书在版编目（CIP）数据

马万千临证验案精选 / 邱新萍，邹济源，孙颂歌主编. —— 北京：中医古籍出版社，2024. 11. —— ISBN 978-7-5152-2889-1

Ⅰ．R249.7

中国国家版本馆CIP数据核字第2024RC0410号

马万千临证验案精选

邱新萍　邹济源　孙颂歌　主编

策划编辑　李　淳

责任编辑　李美玲

封面设计　王　磊

出版发行　中医古籍出版社

社　　址　北京市东城区东直门内南小街16号（100700）

电　　话　010-64089446（总编室）010-64002949（发行部）

网　　址　www.zhongyiguji.com.cn

印　　刷　廊坊市鸿煊印刷有限公司

开　　本　710mm×1000mm　1/16

印　　张　14.5

字　　数　207千字

版　　次　2024年11月第1版　2024年11月第1次印刷

书　　号　ISBN 978-7-5152-2889-1

定　　价　68.00元

马万千临证验案精选

编委会

序

XU

　　马万千，主任医师，行医46载，是马万千全国基层名老中医药专家传承工作室、北京中医药薪火传承"3+3"工程马万千老中医药专家传承工作室指导老师，北京中医药传承"双百工程"指导老师。擅长发挥中医辨证论治优势，治疗脾胃病、糖尿病、风湿病及各种疑难杂症，以及基于脏腑相关理论对亚健康状态进行中医辨识及调理。

　　本书介绍了马万千名老中医从医心路，并介绍了其治疗脾胃病、糖尿病等内科疾病及杂病的学术思想和临床经验，通过临证医案的方式，鲜活展现了其辨治疾病的特点和思路。本书凝集了马万千从事中医临床工作46年经验所得，阅读起来通俗易懂，不论是专业人士还是中医初学者、爱好者均适用，尤其适宜基层中医药工作者学习和应用，对于中医专业人才培养、经验传承亦有很大指导作用。

牛晓暐

2023年11月16日

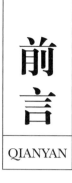

前言

QIANYAN

马万千主任医师是全国基层名老中医药专家传承工作室指导老师、第四批北京市级老中医药专家学术经验继承工作指导老师、北京中医药薪火传承"3+3"工程马万千基层老中医工作室指导老师、北京中医药传承"双百工程"指导老师。马万千扎根基层46年，继承中医经典著作，尊古而不拘泥于古，四诊合参、辨证论治，擅长运用中西医结合疗法治疗消渴、胃痛、喘证、吞酸、痹证等内科疑难杂病，重视脏腑辨证、六经辨证、八纲辨证，尤其在治疗胃食管反流病、糖尿病、慢性肾病等内科病及痤疮、月经不调等杂病方面疗效突出。

《马万千临证验案精选》是马万千名老中医学术思想在临床中的具体应用总结，是马万千对患者疾病诊治过程的真实记录，也是后学者学习和研究其学术思想的学习工具。本书中医案是马万千诸多弟子近10年来跟师的真实医案记录，从不同角度体现了马万千辨治疾病的特点和思路，医案后之按语也从不同角度分析了其学术思想、辨治思路、选方用药和临证技巧，便于读者学习和临床应用。

本书编写过程中，马老师倾注了大量的时间和精力逐一审阅和批改，感谢马老师对弟子们的关心和厚爱，感谢马万千传承工作室团队成员及跟师学习人员的辛苦付出，感谢北京中医医院顺义医院对工作室传承工作的大力支持和帮助，团队每位成员的成长都离不开马老师的辛勤培育和医院的平台支持。

最后，希望本书能对中医同仁、后学者有所裨益，本书不妥之处，恳请大家批评指正。

邱新萍

2022 年 4 月

目录

MULU

马万千名老中医
从医心路

1953年11月3日，马万千出生于北京市顺义县马家堡村，当时正是中华人民共和国成立初期，百废待兴，和其他家庭一样，他的家庭生活特别艰苦。随着年龄的增长，他开始上学了。学校位于村边的大庙里，窗户四面透风，没有钱安装玻璃，黑板是用白灰抹平后涂了层黑的墨水，板凳是4条腿但是只有3个腿着地，桌子是1块木板4条腿。对于学习，他一直是很认真的，学习成绩也是不错的。他热爱学习和家庭的教育是分不开的，父亲虽然只读过两三年小学，但是在当地也是出了名的文化人，对于古代文学著作，父亲大多阅读过，对于里边的精彩内容还能够背着讲出来。在父母的敦促下、在哥哥姐姐榜样的鼓励下，他以优异的成绩顺利读完了小学。正在他满怀对中学的憧憬、等待着中学录取的时候，"文化大革命"开始了，从大学到小学，都不招生，他们这些小学生不得不又回到学校，上午复习功课，下午放假回家。初中才开始开课，当时的课很简单，政治课是不可缺少的课程，然后就是语文、数学，还学了点化学，等到初中毕业，数学还没有学完一元一次方程，化学课就连元素符号还没认全，物理课都没讲过。对于喜欢学习的他，是多么的痛心啊！恨生不逢时，失去了深造的机会。在梦中，他多次为重新获得学习机会而欢喜，又多次为现状流下了眼泪。他不得不面对现实去到农村的广阔天地，并准备大干一番。

初到农村他很不适应，每天天不亮队里的钟声就敲响，催促人们赶紧去队部集合，然后由生产队长派活去地里劳动。5个春夏秋冬的农村锻炼，培养了他吃苦耐劳的精神，他和村里农民一起，为改变村里一穷二白的面貌，不怕苦不怕累，冬天在地里刨土平整土地，双手被冻裂流脓流水而全然不顾；春天推着推车在松软的土地上艰难地为播种预备肥料，脚底磨出了水疱也不知道痛；夏天骄阳似火，在炎热的太阳底下为庄稼松土施肥，后背的皮肤脱了一层又一层；秋天，到了收获的季节，每天都要夜里加班去场院打谷脱粒，一干就是大半夜。当时的农村，一年四季都忙，年底收入还特别少，一年收入全家剩余不到100元，这不得不使他们这些年轻人萌发了脱离农村的梦想。

1974年春，机会来了，公社给村里1名学生上学的机会，他经过层层选拔被推荐上来，经过政审、体检以及简单的考试被北京第二卫生学校中医士班录取，这圆了他多年想读书的梦。这是一座古老的学校，古树参天，松柏满院，洋式的小楼格外显眼，让人留恋。由于几年未招学生，学校里教职员工特别缺乏，班主任和辅导员都是部队转业的战士和干部，管理学生没有经验，但是很热心，学生有什么困难，都尽量帮助解决。教课的老师都是从北京中医学校请来的有着丰富教学经验的教师，学生则是从北京城里工厂和郊区农村招来的赤脚医生和工人。学生年龄参差不齐，小的18岁，大的28岁。200名学生分为4个班，分别是中医士班和中医训练班，训练班的学生大多当过赤脚医生，而医士班的学生则是一点医学基础都没有。他们住的是大教室，20多名学生挤在1间屋里，房间没有电扇和空调，昏暗的灯光下想看看书都很难，冬天冷夏天热，虽然很艰苦，但是他们经过农村的锻炼，苦和累不在话下。

离开了学校5年后重新获得了上学的机会，他的心情无比激动，高兴得好几天睡不好觉，决心好好读书，不辜负乡亲们的期盼，学好本领，为农民们服务。当时上学和现在不一样，不是报考志愿根据自己的意愿去读书，而是分配你去哪就到哪，没有商量的余地。"党的需要就是我们的志愿""只有学好，不能学赖"，就这样他开始了学医生涯。学习的第一课是中国医学史，通过对医学史的学习，他感到"中国医药学是一个伟大的宝库，应当努力发掘，加以提高"的批示非常正确，中国医学是西方医学系统之外另一个独立的医学体系。中国医学史是中华文明大河中之一支流，以其旺盛生命力自立于古今学科之林，传承不辍，生生不息。通过了解中医学的历史成就，他增强了自信心、提高了民族自豪感，同时通过对中医学特点的解析、中医特殊优势的论证，坚定了他的专业志向，树立了创新中医学的专业理想。同时他了解到中华民族繁荣昌盛与中医学的发展密不可分。人类在与疾病作斗争的过程中，积累了丰富的临床经验，从保健预防到疾病的治疗，总结出了一套"未病先防，既病防变，病愈防复，先时治疗"的经验，减少了疾病的发生，延长了人类寿命。目标认准后，方向明确了，虽然征途有艰险，越是艰险越向前。在当时，由于刚刚恢复上学，一切都不正规，就连教材都没有，是学校用油墨印刷的，老师也是借来的，讲课水平参差不齐。怀着对学习的向往，大家克服困难，自己不懂的地方就去图书馆找资料，虽然图书馆资料不多，但是找到一些也是如获至宝。上午老师讲课，下午自己复习，虽然课程不多，但是为了牢记，仍然早起晚睡，背汤头歌诀，背针灸穴位，背中药作用，背基础知识。通过学习，他渐渐掌握了一些医学知识，为了学以致用，放假休息时，就去农村合作医疗所和赤脚医生学习针灸，给社员治病，看到亲手治疗的患者减轻了痛苦，他心里十分高兴；看到治疗效果不好的患者，他深感内疚。这更增加了他的学习自觉性。由于当时可以学习的医学材料少，他就买了笔记本去抄同学们的书，然后认真学习体会，在读书期间，他整整抄了五六大本医学资料，奠定了理论知识基础。由于学习资料奇缺，有的同学就把从家里或亲戚家找来的古代医学书籍，选出经典的部分，自己刻板，自己印刷，来补充学习的内容。好景不长，即使这样的学习机会都不能多得，当时的学业是2年，1年在校，1年去卫生院实践。在校的1年转眼即逝，他和同学们又来到了基层卫生院实习。说是实习，他们这些学生什么都不懂，一切从头开始。他们在校学的是中医知识，但是基层卫生院不分中西医，需要全科医生，他们不得不入乡随俗，既学中医又学西医，只要对患者有利，能够减轻患者痛苦就努力学习。在此期间，他粗略地学习了西医解剖、生理、病理等基础知识，同时也学习了一些内外科临床知识，对一些简单疾病能够用所学的知识处理，并学会了打针、输液以及小的缝合等技能。中医方面，他跟在张英碧老师身边，在张老师的言传身教下，确立了对中医的热爱，树立了一定要学好的信心。因为，在张老师的门诊时，好多患者争相排队，不时传出看好疾病、解决病痛的好信息。他白天和老师抄方，晚上学习中医基础知识，做到理论与实践相结合，并把好的病例记录在笔记本中，以便将来查阅；对于不懂的问题，虚心请教老师，不不懂装懂，对老师回答也拿不定主意的，记下来抽时间去看书解决。经过1年的临床实践，他深刻体会到中医理论深奥，难以精通，但是入门并不难，需要勤学苦练，不断总结经验。"熟读王叔和，不如临证多"，这是中医老前辈总结的经验，确实千真万确，也一直影响到他后来的中医临床实践。

上篇

学术思想及临床经验

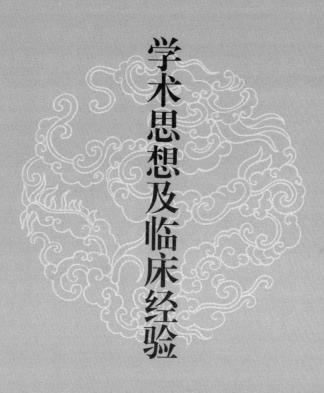

马 万 千 临 证 验 案 精 选

一、马万千老中医治疗脾胃病学术思想及临床经验概述

（一）脾胃病总论

1. 对古代医家脾胃相关理论的认识

脾胃学说是中医理论的重要组成部分，自李杲提出起，后世历代医家都对其进行了深入的阐明和探讨。近年来，我们在马万千名老中医的指导下，对历代有关脾胃病的中医文献进行了整理、分析、归纳，并从中得出了自己的观点。《黄帝内经·素问》奠定了脾胃学说的中医理论基础。《素问·经脉别论》云："脾主散精，上归于肺，通调水道，下输膀胱。"肺主宣发肃降，脾胃主升清降浊，同司气机升降，其在脾胃病的发生过程中起着重要作用。汉代张仲景《伤寒论》《金匮要略》进一步为脾胃学说奠定了临床诊治基础。李杲《脾胃论》阐述了脾虚证，成为补土学派代表，"内伤脾胃，百病由生"是李杲论述由脾胃而发病的主要观点：清阳自脾而升，浊阴由胃而降，维持着正常人体生命活动中新陈代谢，升降失常则病矣。李杲还提出"元气之充足，皆由脾胃之气充盈，而后能滋养元气"的观点，强调后天脾胃之气对先天元气的充养作用，为"脾为后天之本"的论断进行了阐释。李杲认为"内伤脾胃为本，惟以脾胃之药为切"，并确定了补气升阳的治则，此外还提出了"甘温除大热"的治法。明清时期叶天士《温热论》等提出脾胃病与湿热相关的观点，马万千认为这对于治疗脾胃病有重要指导作用。叶氏提出"纳食主胃，运化主脾，脾宜升则健，胃宜降则和"观点，认为脾胃为气机升降的枢纽，脾胃病重要的病理变化是寒热失调，常出现寒热错杂的复杂病证。叶氏

认为脾胃病有"实则阳明，虚则太阴"之说。阳明胃病多为实证，太阴脾病多为虚证，脾胃病往往出现虚实夹杂、转变的病理变化。叶天士在治疗脾胃病上主张脾病以运化为主；胃病"以通为补"，胃阳受损用温通之剂，胃阴虚损以甘缓之剂益胃中之阴，并创立了甘凉润濡法、酸甘敛阴法、清养悦胃法等治法，对胃阴学说的提出做出了巨大贡献。清代医家薛生白《湿热病篇》认为，湿热之邪与时令气候密切相关，长夏初秋，天暑下逼，地湿上蒸，湿中生热，人处于气交之中，弱者易着成病，其明确提出湿热主伤脾胃的理论，即脾胃为湿热病的中心，湿热外邪虽是致病重要因素，但不是决定因素，关键在于脾胃功能强弱。

2. 重视脾胃升降功能

藏象学说认为：脾胃五行属土，属于中焦。叶天士提出："脾宜升则健，胃宜降则和。"马万千在脾胃病的治疗中，重视脾胃升降功能的作用。升和降是脏腑气机的一对矛盾运动。

脾主升清是指脾气具有以上升为主的运动特点，即"脾气主升"。"清"，指水谷精微等营养物质。"脾以升为健"，指水谷精微等营养物质被吸收并上输于心、肺、头目，通过心肺的作用化生气血，以营养全身。脾的升清功能正常，水谷精微等营养物质才能被吸收和正常输布，脾气升发正常，则元气充沛。若脾气不能升清，则水谷不能运化，气血生化无源，可出现神疲乏力、头晕目眩、腹胀、泄泻等症。《素问·阴阳应象大论》说："清气在下，则生飧泄。"脾气（中气）下陷，则可见久泻脱肛，甚至内脏下垂等病症。

胃居膈下，上连食道，下通小肠。胃与脾同居中焦，"以膜相连"，互为表里。胃与脾在五行中皆属土，胃为阳明燥土，属阳。胃的主要生理功能是主受纳和腐熟水谷。胃主通降相对于脾主升清而言，是指胃气宜保持畅通、下降的运动趋势。胃气的通降作用，主要体现在对饮食物的消化、吸收。"脾宜升则健，胃宜降则和"，脾胃升降协调，共同促进饮食物的消化、吸收、输布。胃主通降是降浊，降浊是受纳的前提条件，所以，胃失通降，则会出现胃失和降之症，如纳呆脘闷、胃脘胀满或疼痛、大便秘结等。若胃气不降反而上逆，则出现胃气上逆之候，如恶心、呕吐、呃逆、嗳气等。马万千认为，胃失和降，不仅影响六腑的通降，还会影响全身气机的升降，从而出现各种病理变化。如《素问·逆调论》即有"胃不和则卧不安"的记载。

因此，马万千在辨治脾胃病时非常重视脾胃升降功能的作用，治疗上，重视调畅气机，使脾气升胃气降协调，则脾胃功能有司。

3. 脾胃病多从湿热论治

脾胃者，后天之本，治中央，灌溉四旁，肌肤血脉无不赖于此。古人云："病从口入。"饮食对健康的影响众所周知，而外感六淫、七情内伤皆可致病。脏腑相连，纷繁错杂，他脏腑可及脾胃。马万千在长期的临床实践中体会到现代人们喜食肥甘厚腻、辛辣醇酒，最易酿生湿热，脾胃病的发生多与湿热阻滞有密切关系，其临床表现也多属脾胃湿热。

元代医家朱丹溪曰："六气之中，湿热为病，十居八九。"马万千认为，脾为太阴湿土，喜燥恶湿，脾病多见湿困之象；胃为阳明燥土，喜润恶燥，故胃病多见化热之机。这就决定了脾胃对湿热之邪的易感性。六淫之中，湿邪易伤脾，热邪易伤胃。外感湿热之邪，由表入里，客于脾胃。湿邪困脾，脾湿易浸于胃，热邪伤胃，胃热易淫于脾，终至脾胃损伤，故湿热易困结于中焦。

《丹溪心法·火》云："气有余便是火。"现代人随着生活和工作压力的增加，情志不畅者日益增多。中医学认为脾胃的升降依赖肝木之疏泄。肝之疏泄功能正常，脾胃才能司升清降浊之职。若情志不遂，肝气郁结，疏泄失职，横逆克脾犯胃，或思虑过度，脾气郁结，均可致脾胃升降功能失司，清气不升，浊阴难降，当升者不升，脾必生湿，当降者不降，胃必生热，遂引起脾胃湿热郁阻于中焦。

《素问·痹论》曰："饮食自倍，肠胃乃伤。"现代人饮食习惯和结构较以前发生了很大变化，或嗜食肥甘、醇酒辛辣刺激之品，酿湿生热，或暴饮暴食，宿食停胃，聚湿化热，或贪凉饮冷，日久郁而化热，皆可致湿热蕴结脾胃，影响脾胃气机升降及运化功能而形成脾胃湿热证候。

《黄帝内经》曰："正气存内，邪不可干""邪之所凑，其气必虚"。如素体不足，劳倦过度，饮食所伤，或久病损伤脾胃，皆可导致脾胃虚弱。脾虚运化无力，津液不得正常输布，可致湿从内生，湿邪久羁于中焦，日久可蕴结化热，湿热郁于中焦，阻滞气机，导致脾胃升降功能失常而发病。

马万千治疗脾胃病脾胃湿热证，以辛开苦降、芳香清热化湿为法。湿性重着黏腻，易阻碍气机，湿与热合，更是胶结难解。清代医家吴鞠通曰："徒清热则湿不退，徒祛湿则热愈炽。"故当清热与化湿并举，不可偏废。化湿药多辛温，针对上、中、下三焦，作用有芳香化湿、健脾燥湿、淡渗利湿的不同；清热药多苦寒，可清化热邪。即辛温药物与苦寒药物配合使用。马万千还善用防风等风药，取"风能胜湿"之意。薄荷辛凉散表，与防风配伍使用，开散之中寓有通泄，通泄之中亦寓开散，从而使清阳升，浊阴降，达到祛除湿热之邪的作用。另外，化湿药性偏温燥而易助热，苦寒药性多寒凉故易碍湿，两者合用，辛温借苦寒而无助阳之弊，苦寒借清热而无凉遏之害，相反相成，符合脾胃燥湿相济的生理特性。

4. 体质因素与脾胃病用药

马万千认为，随着人们饮食习惯和结构的改变，现今人们的体质也发生了变化，饮食膏粱厚味、辛辣刺激之品已成日常，多伤及脾胃而内生湿邪，而湿邪内生，热化多见，易伤阴、形成瘀血，加之随着网络信息化的发展，人们在室内工作、娱乐的时间增加，外出锻炼的机会减少，体质日渐下降，所以治疗用药要结合人体体质，升降有序，寒温得当，润燥适度，攻补兼施，用之良可。在治疗上不能克伐太过而伤脾，如辛香理气药，适量可行气化湿醒脾胃，过用则可破气化燥反伤脏腑，阴血不足及火郁者当慎用，以防耗阴助火。马万千在临床上使用丁香、沉香等辛窜温燥之品均不超过5g。现代人多为湿热体质，治疗时根据舌脉，马万千常用黄芩、黄连、佩兰、豆蔻等清热芳香化湿药物，反酸加用吴茱萸、黄连对药以制酸。现代人工作压力大，生活节奏快，常导致肝气失调，肝郁气滞，日久化火伤阴，形成肝胃阴虚之证，马万千在应用柴胡、白芍、薄荷、川楝子等疏肝理气药的同时，常用濡养胃阴之石斛、竹茹、麦冬、北沙参等随症化裁。对于老年人用药，马万千认为要"适可而止"，如味重，则很难受纳，更有伤于脾胃，组方往往十一二味，配伍严谨，以补益后天脾胃之气为主，补中有消，通补结合，不可攻伐太过，清胃热以除中焦壅滞，行气活血以散胃络血瘀，同时不忘佐甘缓之品敛阴以防其过。

（二）论治慢性腹泻的学术思想及临床经验

慢性腹泻在中医学中属于"久泻"范畴，是指大便性状改变，粪质稀薄，排便次数增多且腹泻持续或频频反复超过2个月以上者，可包括西医学的慢性结肠炎、慢性非特异性溃疡性结肠炎、肠易激综合征等多种疾病。

1. 脾虚湿盛，健脾祛湿

脾脏与胃腑相为表里，为后天之本，脾主运化，如素体脾虚，脾为湿困，脾失健运，导致脾虚湿盛，气机升降失常，小肠分清泌浊功能失职，大肠不能正常传化，清浊不分，并走肠间则泄泻，正如《素问·脏气法时论》言

"脾病者……虚则腹胀肠鸣，飧泄不化"，《素问·阴阳应象大论》载"湿胜则濡泄"，《景岳全书·泄泻》云"泄泻之本，无不由于脾胃"。湿性重浊黏滞，缠绵难祛，因此，马万千认为，久泻多因湿邪未清，脾胃亏虚，脾虚湿盛，清阳不升，清气下陷所致；临床多见面色㿠白，神疲，纳呆，或畏寒，腹泻次数增多，舌淡，苔白或白腻，脉濡细；治疗方用六君子合五苓散加减。方药组成：党参20g，茯苓10g，白术10g，陈皮9g，半夏9g，桂枝10g，猪苓10g，桔梗9g，藿香9g，炒薏苡仁15g，莱菔子10g，甘草6g。患者若有腹部隐痛，食后作胀，此属虚痛虚胀，加入制小茴香、砂仁，以增治标之力，若湿热明显，兼用黄连、黄芩、茵陈。马万千认为，治疗脾虚湿盛的久泻，若单用党参、白术等甘温之品，可致中土壅滞，所以宜兼用升降气机之法。方中桔梗辛、微温，有开宣肺气、祛痰作用，主升，半夏、莱菔子有降气化痰除胀作用，加用猪苓淡渗利湿，藿香芳香化浊，桂枝温阳利水，诸药合用，补中有升，升中有降，使脾之清气得升，则浊阴自降。治疗此型久泻，马万千认为应慎用收敛固涩的药物，以避免因湿邪留滞难祛而使病程延长。

2. 肝郁乘脾，疏肝健脾

马万千认为，肝喜条达而恶抑郁，肝主疏泄的功能与脾主运化水湿功能密切相关，肝之疏泄有度，则水谷精微能正常输布全身，糟粕能正常下传大肠。《素问·宝命全形论》说："土得木而达。"如肝郁不疏，气滞不行，结聚腹中，则腹胀腹痛；横逆乘脾，脾主运化功能失常，脾胃运化无权，大肠传导失司，水谷混杂而下则泄泻。正如《临证指南医案》所云："肝病必犯土，是侮其所胜也，克脾则腹胀，便或溏或不爽。"临床辨证要点：腹泻、腹痛，每因情绪波动或饮食不节而加重，伴有肢体倦怠，口苦，善太息，胸胁胀闷，肠鸣，腹痛欲泻，泻后痛减，大便时干时溏，舌稍暗，苔薄白，脉弦细。《医方考》曰："泻责之脾，痛责之肝；肝责之实，脾责之虚。脾虚肝实，故令痛泻。"因此，马万千认为，治疗肝郁脾虚的久泻，调和肝脾非常重要，肝主疏泄功能有常，脾主升清功能有度，大肠传导降浊才能有职。治疗以调和肝脾为主，方用痛泻要方合四君子汤加减。常用药物：柴胡9g，白芍10g，防风10g，党参20g，炒白术10g，炒薏苡仁15g，茯苓10g，紫苏梗10g，白扁豆10g，合欢花10g，五味子6g，炙甘草6g。肝郁气滞明显加香橼、佛手、玫瑰花。方中柴胡、防风味辛、薄，轻扬升散，可宣达肝气。肝气升发条达，疏泄乃治，脾胃复其升降之职，则泄泻可止。用风药防风有"风能胜湿"之意，《脾胃论》云："如脉弦者，是风动之证，以风药通之。"为防止升散药物过度，马万千常用少量五味子酸收以固涩止泻。紫苏梗有降气解郁作用，《本草崇原》载其主宽中行气，消饮食，化痰涎，治噎膈反胃，止心腹痛。本方配伍特点：有升有降，有散有收，治下顾上。

3. 脾肾阳虚，温补脾肾

《景岳全书·泄泻》云："肾为胃关，开窍于二阴，所以二便之开闭，皆肾脏之所主，今肾中阳气不足，则命门火衰，而阴寒独盛，故于子丑五更之后，当阳气未复、阴气盛极之时，即令人洞泄不止也。"脾病日久及肾，肾阳虚衰，火不温土，亦见泄泻。《景岳全书》又云："久泻无火，多因脾肾之虚寒也。"临床辨证要点以黎明前泄泻，下利清谷，小便清长，腹痛，腰酸畏寒，神疲乏力为主，舌淡，脉沉缓无力或沉细而迟。治当温补脾肾，方用四神丸合理中丸加减。方药组成：炒补骨脂10g，吴茱萸15g，炒五味子6g，肉豆蔻10g，党参20g，紫苏梗10g，干姜6g，白术20g，防风10g，焦麦芽30g，甘草6g。若滑脱不止，加用石榴皮、芡实；若手足不温，腹中冷痛，加附子。《金匮要略·痰饮咳嗽病脉证并治》："水走肠间，沥沥有声，谓之痰饮""病痰饮者，当以温药和之"。马万千在健脾利湿的基础上加用温阳散寒的干姜、附子，补肾生火的补骨脂、肉豆蔻以暖下焦之阳，命门火旺则蒸腾胃谷而水谷腐熟矣；方中防风、焦麦芽具有升散作用，条达肝气，配合温阳药物一是起到升通的作用以止泻，二是避免收敛固涩药物留邪；紫苏梗有降气止痛作用。诸药同用，温补脾肾，兼升降气机，以达止泻之功。

4. 小结

马万千认为，脾虚湿盛、肝郁乘脾、脾肾阳虚均是导致泄泻日久难愈的病机。升降出入是大自然中气运行的方式，人体内亦然。唐代王冰注《素问》曰："虚管溉满，捻上悬之，水固不汇，为无升气而不能降也；空瓶小口，顿溉不入，为气不出而不能入也。"马万千认为气机的升降失常在久泻的发病过程中有重要作用。久泻病位在肠，但与脾、肝、肾三脏密切相关，而大肠传导糟粕的过程亦是脾主升清阳、胃主降浊阴的过程，离不开肝的疏泄功能，升者有度，降者有约，才能正常排出所存。因此在治疗过程中，在健脾祛湿、疏肝健脾、温补脾肾的同时，选用葛根、防风、柴胡、桔梗等升散药物及紫苏梗、莱菔子等降气药物来通腑降浊，使气机升降有度，小肠分清泌浊，大肠传导有司。针对肝气不疏导致的泄泻，常用佛手、香橼、玫瑰花以理气通腑；针对夹有食滞、经久难愈的泄泻，常用木香、槟榔以消积导滞；另外，泄泻过程中饮食要忌食油腻、生冷瓜果、海鲜等，腹部多注意保暖，保持情志条畅。

（三）论治便秘病的学术思想及临床经验

便秘指排便困难，便质干燥坚硬，秘结不通，排便次数减少或排便间隔时间延长，或质软、有便意而排便困难的一种常见病。马万千在临床上多以调肺通腑法论治，疗效较满意。

《素问·灵兰秘典论》曰："大肠者，传导之官，变化出焉。"阐述了大肠具有传导的生理功能。大肠属腑，六腑的共同生理特点是"传化物而不藏"（《素问·五脏别论》），六腑主要具有受纳、消化、传输等生理功能，中医学认为"六腑以通为用"。从经脉联系来看，《灵枢·经脉》中记载"肺手太阴之脉，起于中焦，下络大肠，还循胃，上膈属肺，别走阳明""大肠手阳明之脉，起于大指次指之端，上出于柱骨之会上，下出缺盆，络肺，下膈属大肠，别入太阴"，可见肺与大肠具有表里相合的关系。

马万千根据以上中医理论，认为便秘病位在大肠，与脾胃以及肺脏功能失调密切相关。《医经精义·脏腑之官》云："大肠之所以能传导者，以其为肺之腑，肺气下达，故能传导。"因此，肺的宣发功能正常，津液通过肺的宣发布散全身，大肠得以濡润，糟粕通畅无碍，即"有水行舟"；肺的肃降功能有职，则推动传导有力，大便才能顺利而下，即"肺上开窍于鼻，下施于魄门"。

马万千认为，临床上便秘分虚、实以及虚实错杂。虚以脾虚，运化失调，气血不足，肠道津亏，失于濡润，大肠传导失司常见，实以湿热内蕴、气滞血瘀常见。在便秘的治疗上，常用调肺通腑法治疗，用大承气汤加减。方药组成：大黄 6g，芒硝 9g，炒枳实 18g，厚朴 18g，白术 20g，郁李仁 10g，茯苓 10g，炒苦杏仁 10g，桔梗 10g，甘草 6g。大承气汤具有通腑泻下作用，方中大黄泻热通便；芒硝软坚润燥通便，枳实导滞消痞，厚朴除满除胀，白术生用重用，具有补气健脾、益气通便作用；茯苓健脾祛湿；炙甘草濡润和中，调补脾胃；苦杏仁味苦，微温，归肺、大肠经，具有润肠通便，降气作用，《本草纲目》载其有"润大肠气秘"的功效；郁李仁具有润燥滑肠作用，《本草纲目》载其"专治大肠气滞，燥涩不通"；桔梗具有宣肺祛痰作用。诸药合用，肺气宣，胃气降，大肠传导正常，则大便可通顺排出。

马万千临床经验：便秘在脾虚的基础上往往又兼气滞、湿热、血瘀等，表现为实证或虚实夹杂。

①承气汤剂不宜长期用。急下治标，二三剂即可，再根据辨证以滋阴养血，或温补脾肾，润肠通便，或消积导滞治疗。

②如湿热内蕴，表现为口苦，口臭，泛恶，大便黏滞难出，可加黄芩、黄连以清热，半夏、厚朴、陈皮以燥湿行气。

③如兼有血瘀症状，表现为舌质暗，有瘀斑，大便干结伴有腹痛，可加当归以活血润肠通便。

④脾虚夹有气滞、食滞便秘，不能一味补之，否则会导致滞痛、胀满等症加重，在治疗上常在健脾的基础上加木香、砂仁以化湿理气，莱菔子、鸡内金以消食导滞。

⑤若伴有牙痛，可加升麻、黄连、生石膏以清阳明经热。

⑥若伴有面部痤疮，可加蜜枇杷叶、桑白皮以清肺热。

（四）论治胃食管反流病的学术思想及临床经验

胃食管反流病是指胃、十二指肠内容物反流入食管引起的反酸、烧心等症状，并可导致咽、喉、气道等食管以外的组织损害的病症，临床以反酸、烧心、反胃、胸骨后灼痛、咽部异物感为主要症状。根据不同患者的临床表现，其可归属于中医学"吞酸""噎膈""梅核气""胃痞""呕吐""咳嗽"等范畴。

本病主要与脾虚湿滞、胃气上逆，肝失疏泄、横逆反胃，饮食不节、湿热滞胃有关。马万千认为本病病位在食管，与肝、脾、胃等脏腑有关，其中，胃气上逆是关键。

脾胃虚弱，脾失健运，运化失司，胃气上逆，则出现痞满、腹胀、恶心、呕吐、反酸、便溏等症状，常用半夏泻心汤合四君子汤加减。方药组成：半夏9g，黄芩10g，黄连6g，党参10g，干姜6g，甘草6g，大枣10g，茯苓

10g，白术 10g，厚朴 10g，海螵蛸 10g。

肝失疏泄，横逆犯胃，胃失和降，胃气上逆，则出现反酸、口苦、嗳气、反胃、腹痛等症状，马万千根据《素问·至真要大论》所说"诸逆上冲，皆属于火""诸呕吐酸……皆属于热"，提出"胃气上逆，胃火炽盛，浊邪上泛"是其核心病机，"降逆清热化浊"是主要治法，自拟降逆清热化浊方治疗。方药组成：柴胡 12g，枳实 15g，甘草 10g，苍术 10g，厚朴 15g，陈皮 10g，吴茱萸 3g，黄连 10g，海螵蛸 30g，乌贼骨 30g，降香 10g，佩兰 10g。

饮食不节，湿热滞胃，胃气上逆，则表现为口中有异味、腹胀、大便黏滞不爽、恶心、反酸、呃逆等，常用自拟清利化浊方治疗。方药组成：黄芩 10g，黄连 6g，清半夏 9g，厚朴 10g，代赭石 15g，佩兰 10g，草豆蔻 10g，防风 10g，薄荷 10g，海螵蛸 10g，乌贼骨 10g，甘草 6g。

方药加减经验：

①实热证，多见舌红，苔黄腻，脉弦滑数，可加黄芩 10g，栀子 10g。

②虚寒证，多见舌淡，苔白或薄，脉沉细，可加干姜 10g，桂枝 10g，以温补脾胃，加丁香 9g，以温中降逆。

③反酸烧心明显，可加海螵蛸 10g，煅瓦楞子 15g，以制酸。

④心烦易怒，热象明显，可加栀子 10g，淡豆豉 10g，合欢花 10g，以泻热安神除烦。

⑤腹胀便秘，阳明腑实，可加大黄 6g，芒硝 10g，以通腑泻热，软坚通便。

⑥腹满纳呆便溏，加豆蔻 6g，厚朴 6g，焦三仙各 10g，以健脾和胃化湿。

⑦疼痛明显，加延胡索 10g，川楝子 10g，以行气止痛。

马万千认为，治疗胃食管反流病的同时，还要注意调饮食，畅情志，以减少复发。患者要避免暴饮暴食，忌烟酒，饮食清淡，避免食用过于辛辣刺激、生冷的食物，晚饭不宜吃得过饱，要保持心情舒畅，心态平和，避免七情过于刺激。

（五）论治口辣的学术思想及临床经验

马万千在临床中强调需要注意口辣的鉴别诊断。依据中医基础理论中五行分类的方法，把五味分别归属于五脏，即肝味酸，心味苦，脾味甘，肺味辛，肾味咸。口辣主要表现为口中有辛辣味或舌体有麻辣感，多由肺热壅盛或胃火上炎所致，多伴有咳嗽、咯痰黄稠、舌苔薄黄等症状；口甜一般表现为口甘，多为脾胃功能失调所致；口酸大多由于肝胆之热侵蚀脾脏而形成，很多人还可能出现舌苔薄黄、食后腹胀、恶心，甚至胸闷胁痛等症状；口苦多由湿热引起，多见于肝胆湿热和胃热，此外，马万千认为，一些脑力劳动者，由于工作压力大，精神紧张，再加上生活饮食节律失调，导致肠胃功能呆滞，进食的食物在胃肠停留时间过长，也易引起口苦；口咸与肾有关，多由肾阴不足、虚火上炎引起，常伴有腰膝酸软、头昏耳鸣、五心烦热、畏寒肢冷、神疲乏力、夜尿频长等症状。马万千认为，由于人体是一个有机的整体，在生病时，脏腑功能失常，可以通过经络反映于体表、组织或器官，故口中辣味的产生，实际是脏腑有病反映于口的见症，属火热为患，治疗以清泄脏腑热为主。治疗时需审症求因，辨证论治，同时对患者进行宣教，嘱其不宜多食辛辣、油腻过重之品，恐助火加重病情，并保持心情舒畅。

（六）论治口疮的学术思想及临床经验

口腔溃疡属口腔黏膜病范畴，中医学称之为"口疮""口疳""口糜"等，是临床上的常见病，马万千称之为"口疮"，临床表现为口腔黏膜可见黄白色溃疡，溃疡面大小不等，可单发或多发，疼痛较甚，影响正常进食，甚则影响语言，常反复发作，老幼均可发生，尤以青壮年多见。

马万千认为口疮的发病原因与饮食不节、情志失调及脏腑功能失调密切相关，与脾、心、胃、肝关系密切。马万千根据多年临床经验，将口疮辨证分为四型：①肝胃郁热型，在治疗中以丹栀逍遥散为基础，辅以郁金、柴胡、川楝子、香附等疏肝理气之品，多收良效；②心脾积热型，以泻心汤为基础方，多配以清热、苦寒之品，如黄芩、黄连、金银花、连翘、牡丹皮，口在上焦，又取"火郁发之"之意，配以轻清升散之药，如荆芥、薄荷、防风、蝉蜕，给火邪以出路，效果颇佳；③脾胃湿热型，常伴有口臭，且大便秘结，舌红，苔黄腻，脉滑数，常以清胃散为基础加减使用，如加藿香、佩兰、茯苓、半夏、厚朴等芳香化湿之品，以利湿清热，通达水道，每收良效；④阴虚火旺型，此证型见于素体阴虚者，复加饮食不节，或情志不遂，或感热病，而致虚火上炎，损伤口舌而致病，治疗以一贯煎加减，并加牛膝、通草等药物，以"引火下行"。

二、马万千老中医治疗消渴病学术思想及临床经验概述

1. 中医对"糖尿病"病名的认识

中医并没有"糖尿病"这一病名，但根据其临床表现，一般倾向于将其归属于"消渴"范畴。"消渴"一词最早见于《素问·奇病论》，其详细论述了消渴形成的病理过程。后世医家对该疾病的认识逐步深入，从病名而言，指以"三多一少"为主要症状的消耗性疾病。《素问·奇病论》中说过量食用甘甜或肥腻的食物，肥腻之品会让人产生内热，甘甜之物会让人中焦胀满，精微甜腻之气上溢，成为消渴的源头。就症状而言，即口渴多饮、饮不解渴，如《素问·举痛论》指出"热气留于小肠……瘅热焦渴"，《素问·痿论》指出脾气热所以胃干而渴。

古代经典著作和历代医家也提出了该病的别称，如"消""脾瘅""消瘅"等，也反映了该病的病机和发病阶段等特点。如《素问·阴阳别论》中指出："二阳结，谓之消。"《景岳全书》云："阳邪留结胃肠，则消谷易饥，其病曰消。"阳邪为热邪之意，其指热邪留结阳明而致消渴病。《素问·奇病论》中岐伯认为五气之溢是脾瘅之病机，过食肥美、油腻之物使脾胃生湿生热，导致中焦运化不利，发为消渴。由此可知，脾瘅是消渴的初期阶段，随着病程的进一步发展，最终会转为消渴。《灵枢·五变》又指出五脏柔弱的人容易发生消瘅。疾病的后期五脏六腑衰弱、机体消瘦、阴虚内热等证候与"消瘅"都极为相似，因此，有些医家认为"消瘅"是消渴病进一步发展而成，即糖尿病并发症阶段。《内经》中有不少对消渴病病位的表述，如"肺消者饮一溲二""风成为寒热，瘅成为消中"分别指出消渴病上消和中消的病位；《三因极一病证方论》所载"消中属脾"，《太平圣惠方》所载"消肾"，则是分别从该病多饮、多食、多尿等临床表现确定病位的命名方法。

2. 中医对糖尿病病因病机的认识

中医认为本病主要是由先天禀赋不足、饮食失节、情志失调、劳欲过度引起，先天禀赋不足是本病的重要内因。

①先天禀赋不足：古人认为先天禀赋不足是引起消渴病的内在主因。《灵枢经》指出五脏柔弱善病消瘅，其中尤以阴虚体质者最易罹患。

②饮食失节：过食肥甘厚味是消渴病发病的一个非常重要的原因。长期饮食不节，过食肥甘，伤中，脾运无力，积热化燥消伤津液而成消渴。

③情志失调：五志郁久化火阴伤，发为消渴。

④劳欲过度：房事不节制，肾精消耗过多，阴虚不能制火而成消渴。

关于消渴的病机，历代医家或主火，或主燥，或主阴虚，虚实夹杂，现在主要认为在于燥热盛、阴津亏，以阴虚为本，燥热为标；病变脏腑主要集中在肺、胃、肾三脏，且以肾为关键，肺燥、胃热、肾虚三者互为影响，而本源在肾。

3. 中医对糖尿病证候的认识

现代对糖尿病证候最为普遍的分类方法是根据病位来分，按照三消症状轻重不同，而有上、中、下三消之分。通常把位于上焦多饮症状为主者称为上消，位于中焦多食症状为主者称为中消，位于下焦多尿症状为主者称为下消。实际上在临床中三消的症状常常交叉出现，不能完全分开，使三消的辨别界限不明显，不是所有的患者在早期都会表现出"三多一少"的症状。疾病初期多以燥热为主，逐渐出现阴虚与燥热互见，过渡到以阴虚为主。多脏腑互相影响，迁延日久，常可并发多种病证，如肺痨、白内障、雀目、耳聋、疮疖痈疽、中风偏瘫、水肿等。

4. 马万千老中医基于脏腑相关理论辨治糖尿病

马万千在临床上重视病因病机，尤其强调辨证论治的重要性。在糖尿病的辨证治疗中，他认为必须重视脏腑相关理论，将发病因素、证候、辨证论治与脏腑相关性都要统一起来。脏腑相关理论是马万千学术思想的重要特点，他将脏腑相关理论应用于内分泌疾病治疗之中，提倡五脏相关、脏腑相关，运用五行生克制化及表里脏腑共同调治，临床经验丰富，疗效卓然。在糖尿病的病机与治疗方面，马万千认为脏腑相关主要涉及的是肺胃相关、肺肾相关、肝脾相关、肝肾相关等脏腑病变关联的表现，因此在治疗上特别注重脏腑同治。

5. 马万千老中医治疗糖尿病临床经验

糖尿病（消渴病）的基本病机是阴虚为本，燥热为标，故其基本治则为清热润燥、养阴生津。《医学心悟》指出治上消润肺清胃，治中消清胃滋肾，治下消滋肾补肺，实为消渴病治疗之要旨。

马万千在借鉴消渴传统上、中、下三消分型的基础上，从脏腑相关理论出发，以病机为切入点进行施治，认为消渴病初期多为阴虚燥热，逐渐耗及气血津液，久治不愈而使阴损及阳，最终导致阴阳俱虚。在辨证上，马万千主张将消渴病主要分为气阴两虚、肺胃燥热、肝肾阴虚、肝郁脾虚、阴阳两虚五个证型，而诸如血瘀、痰湿、湿浊、湿热、浊毒等，可归类为瘀和湿，作为病理产物致病，并影响疾病发展和预后，属于兼夹证，可出现于消渴病各期。

（1）按上、中、下三消论治

根据临床症状判断其证型较为单纯，分别以多饮、多食、多尿为主要表现的，可以按照上消、中消、下消进行论治。

①上消：病机为肺热津伤，症状以多饮为主，烦渴，口干舌燥，尿频量多，舌边尖红，苔薄黄，脉洪数。治法：滋补肺阴，止渴生津，以消渴方为主方。药物组成：以黄连、天花粉、藕汁、生地黄、牛乳为主药。

②中消：病机为胃热炽盛，症状以多食为主，多食易饥，口渴，尿频量多，形体消瘦，大便干燥，苔黄，脉滑实有力。治法：清胃热，滋肾阴，养阴增液，方药以玉女煎为主。用药：生石膏、熟地黄、麦冬、知母、牛膝等。生石膏、知母清热，生地黄、麦冬滋阴，牛膝引热下行。

③下消：病位在肾，病机为肾阴亏虚，症状以多尿为主，尿频量多，可见尿浊，腰膝酸软，乏力心悸，口干肤燥，舌体瘦小，舌红，苔少，脉细数。治法：滋补肾阴，生津止渴，以六味地黄丸为主方。方药：熟地黄、山药、山茱萸、泽泻、牡丹皮、茯苓等。熟地黄滋肾填精，山茱萸固肾益精，山药滋补脾阴，为"三补"；茯苓健脾渗湿，泽泻、牡丹皮清泄肝肾火热，为"三泻"。全方补泻相合，滋阴补肾，补而不腻。病程日久，表现为小便频数、腰

膝酸软、四肢欠温者，应以金匮肾气丸为主方，以温阳滋阴。

（2）脏腑相关辨证分型论治

马万千脏腑相关理论辨证分型治疗是其多年来临床实践的经验总结，按照肺胃相关理论益气养阴治疗气阴两虚证，按照肺胃相关理论清肺益胃治疗肺胃燥热证，按照肝肾相关理论补益肝肾之阴治疗肝肾阴虚证，按照肝脾相关理论疏肝理脾治疗肝郁脾虚证，疾病日久按照肝脾肾相关理论阴阳并补治疗阴阳两虚证。

①气阴两虚证：症见体倦乏力，容易出汗，气短懒言，失眠多梦，头晕眼花，口唇发红，溲黄便干，舌红，少苔，脉细数。治宜补益肺气、养肺阴，方药宜选沙参麦冬汤合生脉饮加减，或补肺汤加减。药用太子参、生黄芪、沙参、麦冬、五味子、生地黄、桑白皮、玉竹等。亦可选用祝氏降糖方，药物组成以生黄芪、大生地黄、苍术、玄参、葛根、丹参为主，以益气养阴，行气活血。

②肺胃燥热证：症见烦渴多饮，消谷善饥，口干舌燥，形体消瘦，大便偏干，小便频数量多，色浑黄，舌边尖红，苔黄干，脉滑数。此证对应上消的热证，治宜清肺胃热邪，养阴生津。治疗以益胃汤、二冬汤、玉泉丸等为主方。益胃汤重用生地黄、麦冬，利用其甘凉之性，养阴清热，生津润燥，臣以北沙参、玉竹养阴生津，冰糖滋润肺胃，调和诸药。二冬汤养阴清热，生津止渴。玉泉丸养阴生津，止渴除烦。

③肝肾阴虚证：症见潮热盗汗，腰膝酸软，面色潮红，遗精滑精，五心烦热，小便数，舌体瘦小，舌红，苔黄，脉细数。治宜滋水涵木，清退虚热，方选六味地黄丸或知柏地黄汤加减。地黄丸方中"三补"配合"三泻"，补泻相合，滋阴补肾，虚火明显者加黄柏、知母以滋阴泻火。

④肝郁脾虚证：症见脘腹不舒，痞塞满闷，胸胁胀满，嗳气则舒，心烦易怒，时作太息，苔薄白，脉弦。治宜疏肝解郁，行气消食，方用四逆散、

逍遥散、柴胡疏肝散等以疏肝理脾。常用药物为柴胡、黄芩、芍药、枳壳、木香、枳实、厚朴、香附、郁金、薄荷、当归、生姜等。对于肝郁脾虚较重出现抑郁倾向者，可加柴胡加龙骨牡蛎汤，以祛邪化痰清热，调和枢机，潜镇安神，使邪得解。

⑤阴阳两虚证：症见面白发干，耳鸣，腰酸腿软，夜尿频，性功能低下，形寒怕冷，四肢欠温，舌淡胖，脉沉细无力。肾阳虚，肾失封藏而阴精外泄；气不化津，津不上承而咽干口燥、手足心热；阳虚喜温则渴喜热饮。治宜滋补肾阴，温补肾阳，方选右归饮加味，用熟地黄、山药、山茱萸、枸杞子、茯苓、甘草、杜仲、肉桂、制附子等以阴阳并补。

三、马万千老中医治疗慢性咳嗽学术思想及临床经验概述

咳嗽是指肺失宣降，肺气上逆作声，咯吐痰液，为肺系疾病的主要证候之一。分别言之，有声无痰为咳，有痰无声为嗽，一般多为痰声并见，难以截然分开，故以咳嗽并称。生活中长期、频繁、剧烈的咳嗽常会引起喉痛、音哑和呼吸肌痛，严重影响人们的生活质量，故越来越受到专家们的重视。

1. 慢性咳嗽的病因病机

慢性咳嗽属于中医内伤咳嗽的范畴，因外感失治，邪郁于肺，肺失宣肃发为咳嗽。病势迁延不愈，肺气受损，卫外不固，易反复遭受六淫之邪侵袭，日久而产生肺气虚损之候，发展为慢性咳嗽。《素问·玉机真脏论》曰："五脏相通，移皆有次。"五脏中一脏受损，因病气的顺传或逆传规律，必累及他脏，所以咳嗽的病因可来自五脏中的各个脏腑，早在《素问·咳论》中就有

高度概括："五脏六腑皆令人咳，非独肺也。"脾的虚损最常见累及肺，肺脾两虚，气不化津，痰湿内生，深伏于肺，每遇诱因，则咳嗽时作。日久亦可损伤肾气，致肾不纳气，故患者咳喘难愈。正如《医学三字经·咳嗽》所说："肺为脏腑之华盖，呼之则虚，吸之则满，只受得本脏之正气，受不得外来之客气，客气干之则呛而咳矣；亦只受得脏腑之清气，受不得脏腑之病气，病气干之亦呛而咳矣。"关于病因病机，李俐教授结合临床实践提出其由余邪未尽、留滞肺脏，脏腑虚损、虚实夹杂所致的观点；苗青教授提出其由血弱气尽、少阳枢机不利所致的观点；马万千认为，慢性咳嗽多以正气不足为主，虚实夹杂，结合其发病特点，认为本病以肺气虚兼脾胃虚衰多见，正如李东垣《脾胃论》所说："胃虚则脏腑经络皆无所受气而俱病""脾胃虚则九窍不通"。临床表现为咳嗽，鼻塞，流涕，喷嚏，伴乏力，畏寒，纳呆，大便溏等，迁延日久，病情加重又累及肾，出现肾不纳气、肾阳虚衰的症状，如怕冷、腰膝酸软、尿频、五更泻等。

2.马万千老中医治疗慢性咳嗽的思路——虚则补之

慢性咳嗽属于中医学内伤咳嗽范畴，其具有虚实夹杂、本虚标实的特点，治疗时应分清标本主次缓急，标实为主者，治疗以祛邪止咳为法；本虚为主者，治以扶正补虚为法。历代医家对于肺脾气虚型慢性咳嗽多有发挥，如《叶天士医案大全》载："从来久病，后天脾胃为要。咳嗽久非客症，治脾胃者，土旺以生金，不必穷纠其嗽。"治疗上采用培土生金法以健脾益气，常予四君子汤或异功散加味治疗。后世医家在治疗本病时，多以六君子汤加减配伍，现代很多临床医生则认识到肾在慢性咳嗽中的重要地位，选用金水六君煎加减。马万千亦善从脾肾论治，用补脾益肾法以达到止咳祛痰之功效，治其根本，多以四君子汤合金匮肾气丸化裁治疗，多有良效。

3. 马万千老中医用药特点

马万千认为，慢性咳嗽治疗用药特点是宜甘温、宜辛、宜润、宜酸。肺主气，司呼吸，鼻为肺之外窍，外合皮毛，由于慢性咳嗽为内伤咳嗽，肺脏有病，卫外不固，则易感外邪而引发或加重咳嗽，肺为华盖，易受寒邪侵袭，"形寒饮冷则伤肺"，故治疗用药宜"辛以发散""温药和之"。一项名老中医治疗咳嗽用药规律的临床调查数据显示常用治疗咳嗽的中药药味排名为苦、甘、辛、咸、酸、淡。马万千善用甘、辛味药治疗慢性咳嗽，发挥甘味药的补益功效，且肺主气，味宜辛，《黄帝内经》中有"辛生肺""用辛泻之"之记载，此泻法乃祛邪解表，故治疗咳嗽用药以辛味见长，针对慢性咳嗽虚损的本质，则以甘温之药补之。甘味药多补虚，如黄芪、党参、人参、大枣等，辛味药多散肺气，故药物配伍中宜加用酸味药以敛肺气，常用药有五味子、乌梅、五倍子、枳壳、枳实等，以及半夏、紫苏子、辛夷、紫菀、款冬花、前胡、桔梗、白前、莱菔子、陈皮等以理气降气。肺属上焦，主气，肺为娇脏，用药宜润，切忌辛香燥热，正如《医宗必读·咳嗽》所说"治内者，药不宜动，动则虚火不宁，燥痒愈甚，故忌辛香燥热"，临床上马万千多用浙贝母、桑叶、枇杷叶、百部、川贝母、苦杏仁、百合、麦冬之类以润肺止咳。

4. 马万千老中医提出扶助正气、健脾益肺固肾是关键

马万千认为"因邪致虚，因虚受邪"是慢性咳嗽的重要病机。咳嗽日久，肺气不足，卫外不固，六淫之邪反复侵袭，久咳"子病及母"，脾胃受损，脾胃为后天之本、水谷精微化生之源，脾失健运，水谷不能化为精微上输以养肺，反而聚为痰浊，上贮于肺，肺气窒塞，上逆为咳，甚者病延及肾，由咳至喘。因此，治疗慢性咳嗽，马万千常以益肺健脾法以扶助正气，多用黄芪、党参、太子参、白术、茯苓之类；咳嗽日久，气虚导致阳虚，阳气渐

衰，表现为肺脾虚寒的虚性咳喘，多伴有咳嗽、咯白痰、畏寒、手足不温、大便溏等症状，治疗宜用附子、桂枝、干姜、细辛等温阳药物以助补气。用方整体思路是以四君子汤合金匮肾气丸加减祛痰镇咳药，以达到标本兼治的目的。

四、马万千老中医治疗尿酸性肾病学术思想及临床经验概述

1. 尿酸性肾病的中医病名及病因病机概述

中医学多将尿酸性肾病归属于"痹证""白虎病""腰痛"等范畴。多数医家认为尿酸性肾病属热痹，湿与热常为热痹发病的诱因。《素问·痹论》曰："风寒湿三气杂至，合而为痹……其热者，阳气多，阴气少，病气胜，阳遭阴，故为痹热。"《金匮翼方》云："热痹者，痹热于内也……脏腑经络先有蓄热，而复遇风寒湿气客之，热为寒郁，气不得通，久之寒亦化热。"金代张子和认为"痹病以湿热为源，风寒为兼，三气合而为痹"。《素问·疟论》中有"但热而不寒者，阴气先绝，阳气独发，则少气烦冤，手足热而欲呕，名曰瘅疟"的记载。汉代张仲景《金匮要略·疟病脉证并治》曰："温疟者，其脉如平，身无寒，但热，骨节疼烦，时呕，白虎加桂枝汤主之。"结合中医古代文献和临床经验，马万千认为尿酸性肾病临床表现的"关节红肿热痛，交替发作"症状与温疟病"身无寒，但热，骨节疼烦"相一致，因此，其认为尿酸性肾病多属"热痹""温疟病"范畴，多因热为风寒湿所郁，湿聚热蒸，壅于经络肌表及阳明气分，气血流行不畅，邪热内伏，耗伤真阴，阴虚津伤，脉络瘀阻。马万千认为尿酸性肾病的病位在肾，与肺、胃相关，肺肾阴虚、阳明热盛为本，外感风寒湿等邪气、脉络瘀阻为标，病性为

本虚标实，虚实夹杂，其核心病机是"邪热伤津，脉络瘀阻"。

2. 马万千治疗尿酸性肾病的治法及用药特点

马万千根据多年治疗尿酸性肾病临床经验，认为本病病理关键为体内嘌呤代谢紊乱，血尿酸产生过多，或肾脏排泄减少，导致血尿酸水平升高、尿酸盐结晶体沉淀于肾脏引起肾损害。临床上除腰酸腰痛、多尿、夜尿，或尿血、尿结石，或肾绞痛、恶心呕吐等主要症状外，还常伴有趾、跖、膝、踝、腕、手指等关节红肿热痛及发热等肾外表现。在治疗上，马万千勤求古训，崇尚经典而又不拘泥于经典，根据尿酸性肾病的病因病机，提出"清热滋肾通络"为主要治疗法则。

（1）表里同治

马万千认为，尿酸性肾病多由于邪热内伏，耗伤肺肾真阴，阴虚热盛，但不纯于内热，当外感风寒等邪气郁于表分之时，阳明内热而外发。因此，本病为外有表邪、内有热象的疾病。治疗上，常用表里同治、温清并用的法则，重用性味辛甘寒之石膏来清热泻火除烦，张锡纯谓生石膏"凉而能散，有透表解肌之力"。马万千用辛甘温之桂枝来解表发汗、温经通络，并领邪外出，正如周乃玉教授亦指出"苦寒药运用过度，则寒凝邪滞反不易散邪，故少佐温通之品，如佐桂枝可通阳散邪"。

（2）肺肾同调

中医学认为，肺主气、司呼吸，肾主纳气，肺主通调水道，肾主水、司开阖，在"气"和"水"两方面，它们是最能体现"金水相生"的两个脏。马万千认为尿酸性肾病主要为肺肾阴虚导致热盛，邪热内伏，易受风、寒、湿等外邪而引发，尤其与湿邪夹杂，出现阴虚热盛夹湿的症状，如关节红肿热痛、下肢水肿等。因此，在治疗上马万千紧抓肺肾阴虚、阳明热盛之本，用生石膏辛甘寒以清阳明气分之热，配合苦甘寒之知母来清热滋阴润燥，且知母入肺,能益水源,通膀胱,使天水之气合,所伤之阴转,则邪从小便出矣。《金匮方歌括》曰:"百脉俱朝于肺。百脉俱病,病形错杂,不能悉治,只于肺治之。肺主气,气之为病,非实而不顺,即虚而不足。百合能治邪气之实而补正气之虚,既能清热,又能养阴。"《本草经疏》曰:"解利心家之邪热则心痛自瘥。"百合配知母共同达到滋阴扶正、肺肾同调的目的。如患者伴有口渴、口干症状,常加用麦冬、石斛等药以养阴生津。

(3)标本并治

针对尿酸性肾病由于金水不足,阳明热盛为本,风寒邪气郁表、易夹湿邪,邪热伤津、脉络瘀阻为标的病机特点,马万千用生石膏清阳明热盛,知母、百合滋肾润燥以治本,正如《本草正义》中记载知母甘寒润,能滋阴清热,故能滋肺肾之阴,又清肺肾之热,既可清实热,又可滋阴而清透虚热。《古方选注》曰:"君以百合,甘凉清肺;佐以知母,救肺之阴,使膀胱水脏知有母气,救肺即所以救膀胱,是阳病救阴之法也。"马万千以桂枝来解表温经祛邪,正如吴瑭《温病条辨》曰:"单桂枝一味,领邪外出,作向导之官,得热因热用之妙。"用薏苡仁独入阳明,祛湿热而利筋骨,用穿山龙来活血化瘀、祛风湿通经络,如上肢关节肿痛明显,加桑枝以祛风寒、通络止痛,羌活以祛风胜湿,延胡索以活血止痛;下肢关节肿痛明显,加独活以散下肢风湿之邪,络石藤以强筋骨、利关节,泽兰以活血祛瘀、消肿利水。

五、马万千老中医基于脏腑相关理论对亚健康状态中医体质辨识概述

1.亚健康状态中医病因病机认识

中医学认为健康是人与自然界、社会的和谐统一及动态平衡状态,正如

《素问·调经论》中所说"阴阳匀平，以充其形，九候若一"的"平人"。亚健康状态是指在生理和病理之间的状态。马万千认为，亚健康状态和疾病都属于人体的脏腑、气血、阴阳失衡的表现，一是有轻重之分，轻者表现为一定的亚健康状态，理化检查、辅助检查无异常，重者人体脏腑、气血、阴阳失衡，就会发生疾病，也会出现理化检查、辅助检查的阳性结果；二是有早晚期之分，马万千认为人体脏腑、气血、阴阳失衡的初期就相当于亚健康状态，而此种状态所处时期是健康状态发展为疾病状态的关键时期。

2. 基于脏腑相关理论对亚健康状态中医体质分类研究

马万千认为，体质因素主导了亚健康状态的传变、发展，可以将中医脏腑相关理论与亚健康状态体质辨识相结合进行研究，有助于中医体质学说内涵的丰富和发展。

（1）气虚质

气虚质是中医体质辨识中常见的体质类型，目前对气虚质的研究仍处于流行病学调查方面，有学者从基因、蛋白、代谢等方面对气虚质做了相关机制研究。气虚质是元气不足，以气息低弱，机体脏腑功能状态低下为主要特征的体质状态。马万千根据中华中医药学会发布的气虚质的判定标准，认为结合脏腑相关理论可以将气虚质分为与不同脏腑相关的亚健康状态。状态是有别于证候的一种表现，是人体脏腑功能失调、气血阴阳失衡产生的一种前期表现。如表现为气短懒言，自汗畏风，咳嗽，易感冒，则辨识为肺气虚亚健康状态；如表现为腹胀，纳呆，大便溏薄，少气懒言，倦怠乏力，面色萎黄或淡白，则辨识为脾气虚亚健康状态；如表现为自觉心慌，胸闷，气短，失眠，则辨识为心气虚亚健康状态；如表现为小便频数或尿后余沥不尽，腰部酸痛，性欲低下，乏力，则辨识为肾气虚亚健康状态。根据脏腑相关理论，心主行血，肺主气而司呼吸。如表现为心慌，咳嗽，胸闷气短，神疲，语声低怯，自汗，则辨识为心肺气虚亚健康状态；肺与脾为子母关系，肺为主气之枢，脾为生气之源，如表现为易感冒，气短乏力，咳嗽，声低懒言，自汗，纳呆，腹胀，便溏，则辨识为肺脾气虚亚健康状态；"肺为气之主，肾为气之根"，如表现为面色㿠白，气短，乏力，咳嗽，自汗畏风，大便溏泻，小便清长，夜尿多，则辨识为肺肾气虚亚健康状态；肾为先天之本，脾为后天之本，肾主纳气，脾主运化，如表现为腹胀，纳呆，大便溏薄，小便频数或尿后余沥不尽，腰部酸痛，性欲低下，乏力，则辨识为脾肾气虚亚健康状态。

马万千针对不同气虚质亚健康状态，用炙黄芪、茯苓、白术等健脾益气药物选配柏子仁、酸枣仁、杏仁、百合、芡实、山药、核桃仁等药物，组成具有针对性且个体化的养生保健食疗方进行干预，可有助于提高人体正气，达到养生保健的目的。

（2）阴虚质

阴虚质指由于人体受先天禀赋和后天环境持续影响，在生长发育和衰老过程中，阴液亏少而出现以阴虚内热为主要特征的一种体质状态。马万千认为结合脏腑相关理论可以将阴虚质分为与不同脏腑相关的亚健康状态。如表现为头晕耳鸣，腰膝酸痛，失眠多梦，则辨识为肾阴虚亚健康状态；如表现为心慌，心烦，失眠多梦，则辨识为心阴虚亚健康状态；如表现为两目干涩，胁肋隐隐灼痛，则辨识为肝阴虚亚健康状态；如表现为干咳无痰，或痰少而黏，口燥咽干，盗汗，则辨识为肺阴虚亚健康状态；如表现为胃脘隐隐灼痛，食欲减退，干呕恶心，则辨识为胃阴虚亚健康状态。如同时表现为干咳痰少，口燥咽干，腰膝酸软，失眠多梦，盗汗，则辨识为肺肾阴虚亚健康状态；如同时表现为心烦，心慌多梦，头晕耳鸣，腰膝酸软，口干咽燥，潮热盗汗，则辨识为心肾阴虚亚健康状态；如同时表现为两目干涩，胁肋隐隐灼痛，腰膝酸软，失眠多梦，则辨识为肝肾阴虚亚健康状态。

马万千针对不同阴虚质亚健康状态，用太子参、麦冬等滋阴药物选配柏子仁、酸枣仁、枸杞子、百合、核桃仁、地黄等药物，组成具有针对性且个体化的养生保健食疗方进行干预，以达到养生保健的目的。

（3）阳虚质

阳虚质是由于机体阳气不足、失于温煦，而以形寒肢冷等虚寒表现为主要特征的体质状态。马万千认为结合脏腑相关理论可以将阳虚质分为与不同脏腑相关的亚健康状态。如表现为腰膝酸软冷痛，手足不温，大便溏泻，夜尿多，性欲低下，则辨识为肾阳虚亚健康状态；如表现为脘腹冷痛，喜暖喜按，口淡不渴，纳呆，肠鸣，大便清稀，则辨识为脾阳虚亚健康状态；如表现为心慌，心神不宁，面色苍白，形寒肢冷，乏力，则辨识为心阳虚亚健康状态。如同时表现为腰膝或腹部冷痛，纳呆，大便溏泻，夜尿多，则辨识为脾肾阳虚亚健康状态；如表现为心慌，畏寒肢冷，腰膝酸软冷痛，神疲乏力，则辨识为心肾阳虚亚健康状态。

马万千针对不同阳虚质亚健康状态，用炙黄芪、党参等益气药物选配肉桂、干姜、山药、芡实、核桃仁等药物，组成具有针对性且个体化的养生保健食疗方进行干预，以达到养生保健的目的。

（4）痰湿质

痰湿质多由气虚质发展而来，多发生在中老年人群中。马万千认为只有当气虚质在寒温不调、情志不畅、饮食不节等不良外界因素的影响下，才会导致痰湿质缓慢形成。马万千认为结合脏腑相关理论可以将痰湿质分为与不同脏腑相关的亚健康状态。如表现为咳嗽，咯白色痰，则辨识为痰湿阻肺亚健康状态；如表现为恶心欲吐，胸脘痞闷，纳呆，倦怠乏力，则辨识为痰湿困脾亚健康状态。

马万千针对不同痰湿质亚健康状态，用炙黄芪、党参等健脾益气药物选配陈皮、薏苡仁、山药等化痰祛湿药，组成具有针对性且个体化的养生保健食疗方进行干预，以达到养生保健的目的。

（5）湿热质

湿热质属于偏颇体质的一种，其发生多和遗传因素以及后天不良生活习惯相关，由此导致湿热在体内长期沉积，形成湿热体质，临床表现为肢体困重、口黏口苦、舌苔黄腻等。马万千认为结合脏腑相关理论可以将湿热质分为与不同脏腑相关的亚健康状态。如表现为胁肋胀痛灼热，头晕头痛，厌食腹胀，口苦泛恶，小便色黄或短赤，大便黏滞，则辨识为肝胆湿热亚健康状态；如表现为脘腹痞闷胀满，口中发甜，易困倦、乏力，呕恶口苦，纳呆厌食，小便短黄，大便溏泻不爽，则辨识为脾胃湿热亚健康状态；如表现为尿频、尿急、尿少而痛、尿黄，则辨识为膀胱湿热亚健康状态。

马万千针对不同湿热质亚健康状态，用车前子、白茅根、赤小豆等清热利湿药物选配玫瑰花、陈皮、山药、荷叶、苦荞麦等药，组成具有针对性且个体化的养生保健食疗方进行干预，以达到养生保健的目的。

（6）瘀血质

瘀血质多由长期抑郁，或者久居寒冷地区，脏腑功能失调导致。马万千认为根据脏腑相关理论可以将瘀血质分为与不同脏腑相关的亚健康状态。如表现为心慌，胸闷，隐痛，则辨识为瘀血在心亚健康状态；如表现为身体局部胀痛、窜痛，继之出现刺痛，拒按而不移，则辨识为瘀血在肝亚健康状态。

马万千针对不同瘀血质亚健康状态，用红花、桃仁、藕节等活血化瘀药物，配以玫瑰花、月季花、山楂、荷叶等疏肝活血化瘀药，组成具有针对性且个体化的养生保健食疗方进行干预，以达到养生保健的目的。

（7）气郁质

气郁质多由于长期情志不畅、气机郁滞而形成，是以性格内向、忧郁脆弱、敏感多疑为主要表现的体质状态。马万千认为根据脏腑相关理论可以将气郁质分为与不同脏腑相关的亚健康状态。如表现为情志抑郁或易怒，两胁胀满窜痛，则辨识为肝气郁结亚健康状态；如表现为胆小易惊，口苦欲呕，则辨识为胆气郁结亚健康状态。

马万千针对不同气郁质亚健康状态，用玫瑰花、代代花、月季花等活血化瘀药物，配以荷叶、陈皮等疏肝理气药，组成具有针对性且个体化的养生保健食疗方进行干预，以达到养生保健的目的。

3. 基于脏腑相关理论对亚健康状态中医体质辨识的意义

马万千老中医认为，五脏之间、六腑之间、脏腑之间及其与人体四肢百骸、五官九窍等组织器官之间，既存在生理性的相互联系，又在病理上相互影响。体质决定病机的从化、发展，正如《医门棒喝·六气阴阳论》所说："邪之阴阳，随人身之阴阳而变也。"有学者提出体质影响个体对某些致病因素的易感性，进而影响个体患病后的证候类型和疾病发展演变规律，同时体质又有可调性。因此，马万千认为，通过中医体质辨识和脏腑相关理论结合，能够及早发现亚健康状态者的脏腑功能强弱及气血阴阳偏颇失衡的体质状态，故"防病之道"是要重视脏腑功能强弱及气血阴阳平衡对于身体状态的影响，具体分析影响亚健康状态发生的原因，并在饮食、运动、情志方面进行早期个性化干预，有效纠正失衡之态，恢复脏腑自身的功能状态，从而达到"治未病"的目的。

脏腑相关理论是中医藏象学说指导临床治疗的重要理论，马万千老中医根据亚健康状态群体的不同中医体质特点，分析脏腑功能在亚健康状态发生发展过程中的变化，研究亚健康状态中医体质辨识分型，对于实施中医个性化早期干预，预防、延缓亚健康状态发展成疾病状态具有重要意义，为中医"治未病"研究提供新思路，值得深入研究。

六、马万千老中医治疗汗证学术思想及临床经验概述

汗证是由于人体阴阳失调，营卫不和，腠理不固所引起的汗液外泄的一类病症。根据汗出的临床表现可分为自汗、盗汗、脱汗、战汗、黄汗。西医学的甲状腺功能亢进、自主神经功能紊乱、更年期综合征、糖尿病等可出现汗出异常，西医无明确的治疗药物及方法，可参照本病进行辨证治疗。

1. 汗证的病因病机

《素问·评热病论》："人之所以汗出者，皆生于谷，谷生于精。"《素问·宣明五气》："五脏化液，心为汗。"明确指出汗为水谷精气所化，为心之液。《素问·阴阳别论》："阳加于阴谓之汗。"说明汗不是简单的水液外泄，而是由阳气蒸腾阴液，出于腠理而为汗。汗证古人分型复杂，有以汗出之寤寐相关性分为自汗、盗汗者，有以汗出部位分为头汗、半身汗出、手足心汗出、心胸汗出者。《景岳全书》载："自汗盗汗亦各有阴阳之证，不得谓自汗属阳虚，盗汗属阴虚也。"马万千认为汗证应首辨虚实，从虚实论治。虚实即邪实与正虚，邪实不外乎外感六淫、七情内伤、内生五邪，阻碍气血升降出入之道路，临床以郁热及湿热多见；虚为气血阴阳亏虚，腠理空虚，失于固摄。虚实均可导致汗出的异常，治疗方法当为调和阴阳，扶正祛邪。

2. 辨证论治

（1）湿热内蕴，阻碍气机

薛雪认为："湿热证，始恶寒，后但热不寒，汗出，胸痞，舌白，口渴不欲饮。"（《湿热病篇》）本证由于湿热之邪从口鼻而入，侵犯阳明之肌表，或久居湿地，平素嗜食肥甘厚味，湿热内生。湿为阴邪，热为阳邪，《温热条辨》："热得湿而愈炽，湿得热愈横。"湿热弥漫三焦，阻碍气机，热蒸湿动，

渗出于肌表，则见汗出。临床症见汗出，身热不扬，伴口苦，胸脘痞闷，不思饮食，大便黏滞不爽，舌红，苔黄腻，脉滑数。治则：分利湿热。方药：马万千自拟清利化浊汤，药物组成为黄芩、黄连、草豆蔻、法半夏、防风、厚朴、枳壳、茵陈、佩兰、茯苓。本方原是用于治疗脾胃湿热型慢性胃炎，马万千谨守病机，异病同治。方中黄芩、黄连、茵陈苦寒，清热燥湿；法半夏、厚朴、枳壳、草豆蔻辛温开郁，苦温燥湿；防风辛甘温，祛风胜湿；佩兰辛温宣透，芳香化湿；茯苓淡渗利湿。全方辛开苦降，燥湿行气，清上、畅中、渗下，宣通气机，分利湿热，使湿热去而汗自止。

（2）少阳枢机不利，郁热上蒸

《伤寒论》第 148 条："伤寒五六日，头汗出，微恶寒，手足冷，心下满，口不欲食，大便硬，脉细者，此为阳微结，必有表，复有里也……脉虽沉紧，不得为少阴病，所以然者，阴不得有汗，今头汗出，故知非少阴也，可与小柴胡汤。"第 147 条："伤寒五六日，已发汗而复下之，胸胁满微结，小便不利，渴而不呕，但头汗出，往来寒热，心烦者，此为未解也。柴胡桂枝干姜汤主之。"少阳枢机不利，因少阳之邪不在表，故汗之不解，邪不在里，故下之不可，邪在半表半里，邪无出路，阳郁于里，三焦热郁，热不得外越，郁热上蒸则头汗出。少阳胆腑郁热，热扰心神，热邪内郁不得外越，故可见烦热汗出。临床症见烦热汗出，或晨起汗出，或但头汗出，伴心烦，口苦，咽干，目眩，往来寒热，胸胁苦满，舌红，苔白，脉弦细。治则：和解少阳，清泄郁火。方药：小柴胡汤加减，药物组成为柴胡、黄芩、清半夏、党参、大枣、甘草。方中柴胡疏解少阳之邪，黄芩清少阳胆腑郁火，半夏和中降逆，党参、大枣、甘草健脾益气。

（3）气虚血瘀，敷布失常

本证是由于久病体虚，素体气血营卫不足，不能固护肌表，玄府不密，津液外泄，气虚无以鼓动气血，阴血凝滞，络脉不通，敷布失常，导致汗出的异常，临床多见自汗，盗汗，头汗，肢体汗出，或半身汗出，不耐风寒，易于感冒，体倦乏力，肢体麻木，舌质淡，苔薄白，脉细弱。治则：调和营卫，益气活血。方药：黄芪桂枝五物汤加桃仁、红花，药物组成为黄芪、桂枝、白芍、生姜、大枣、桃仁、红花。黄芪桂枝五物汤见于《金匮要略》："血痹阴阳俱微，寸关上微，尺中小紧，外证身体不仁，如风痹状。"原方用于治疗肌肤麻木不仁的血痹证。临床中糖尿病合并周围神经病变、脑卒中、荨麻疹、类风湿关节炎、颈椎病等导致自主神经功能紊乱，出现汗出的异常，多由于营卫不调、气虚血瘀所致，可用此方治疗。

（4）阳虚不摄，汗液外泄

《伤寒论》第 20 条："太阳病，发汗，遂漏不止，其人恶风，小便难，四肢微急，难以屈伸者，桂枝加附子汤主之。"本证是由于素体阳虚，或外感后汗不得法，汗出不止，卫阳愈虚，故畏寒，肌腠不能固密，营阴随之外泄。临床常见动则汗出，畏寒汗冷，伴素体阳虚或年老体弱之人外感后汗出不止，腰酸腿软，四肢关节疼痛，屈伸不利，小便频数色清，夜尿多，或尿少，舌质淡，舌体胖润，有齿痕，苔白，脉沉细。治则：扶阳固表。方药：桂枝加附子汤，药物组成为桂枝、附子、大枣、甘草、干姜、白芍。方中桂枝汤调和营卫，解肌祛风，附子温经复阳，固表止汗。阳复表固，汗出自止。另外，可酌加益气敛阴止汗之品，肾阳虚者可合金匮肾气丸随症加减。

七、马万千老中医治疗皮肤病学术思想及临床经验概述

1. 痤疮

痤疮属于青春期常见疾病，多因饮食失节，过食油腻、辛辣刺激之品，

久则伤及脾胃，或情绪不畅，肝失疏泄，肝气犯胃，致使脾胃运化失职，湿热内生，湿热蕴结，日久累及血分，化为热毒，瘀阻血脉，若凝滞于面部，而面部血络丰富，肌肤薄弱，则热毒外发，成为痤疮。痤疮好发于颜面、胸背等处，属中医学"粉刺""肺风粉刺"的范畴。本病受患者的饮食习惯、情绪、体质等因素的影响，易反复发作，在治疗上有一定难度。马万千在治疗本病时特别重视其与饮食、情志的关系，认为本病皆因饮食失节，过食辛辣刺激、肥甘之品，情志失调，肝失疏泄，导致肺胃热盛、脾湿内蕴，肝郁火毒外溢，外发肌肤所致。本病主要与肺、脾、肝三脏密切相关：因肺主皮毛、司腠理开合，肺经风热，肺胃热盛，熏蒸肌肤，颜面腠理开合失司，搏结不散而发丘疹；脾主运化，运化失职，痰湿内蕴，痰浊内生，脾湿痰阻于面而发痤疮；肝郁日久化火，火毒上炎而发痤疮。

马万千将痤疮大体分为三型，一是肺胃热盛，二是脾湿痰阻，三是肝郁火毒。肺胃热盛者，方中大量运用清肺胃热药物，如桑白皮、蜜枇杷叶、黄芩、黄连、栀子、金银花等；脾湿痰阻者，方中多用茯苓、白术、生薏苡仁、生扁豆、苦参、藿香、佩兰、半夏、陈皮、夏枯草等健脾除湿、化痰散结药物；肝郁火毒者，多用疏肝泻火、清热解毒药物，如柴胡、薄荷、金银花、紫花地丁、紫背天葵、大黄等。

本病患者以女性居多，且痤疮的发生与月经有密切联系，常在月经来潮前后加重，因此，女性月经不调者加丹参、香附、益母草等。随症加减方面，如痒重，加白鲜皮、萆薢、苦参；皮脂溢出多者，加白花蛇舌草、生薏苡仁、生枳壳；大便干，加生大黄、瓜蒌、玄参、火麻仁等；结节、囊肿多者，加鬼箭羽、三棱、连翘等；感染重者，加蒲公英、羚羊角粉；食滞，多用莱菔子、焦三仙、鸡内金等。同时，嘱患者服药治疗期间清淡饮食，忌食辛辣刺激、肥甘厚腻之品，并调畅情志。

2. 黄褐斑

黄褐斑是一种发生于面部的色素沉着斑，无自觉症状，是由于皮肤色素改变而在面部呈现局限性淡褐色或褐色斑的皮肤病，好发于女性、中青年。中医称其为"鼾黑斑""肝斑""蝴蝶斑"等，西医学研究本病病因尚未完全明确，一般认为，与内分泌改变（尤其女性妊娠或产后）、某些药物、慢性疾病以及外界刺激有关。中医通过辨证论治对黄褐斑进行治疗，但分型各异，有学者运用脏腑辨证的方法将黄褐斑分为肝郁气滞、脾失统摄、脾失健运、肾阴虚、肾阳虚五个证型，也有学者将黄褐斑总病机总括为胞宫失常、冲任损伤、肝气郁结、精血不足、肾阳亏虚、脾胃不调、浊热内盛、感受风邪和日光毒八类，无一定论。外因通过内因起作用，不管是内在的痰饮还是外受风邪，最终导致气血失调而生黑斑者，究其原因皆为女性的体质因素起主要作用。"女子以血为本"，妇人经、胎、产、乳都以血为用。由于女子以肝为先天之本，同时以血为本，脾为后天之本，气血生化之源，故马万千在临床治疗中强调"调肝脾"为治疗本病之要点。

下篇

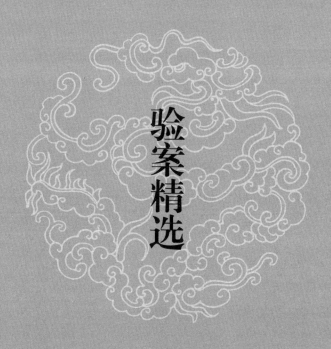

验案精选

马 万 千 临 证 验 案 精 选

第一章 脾胃病

胃脘痛（一）

患者：关某某，女，52岁。

初诊：2013年8月10日。

主诉：胃脘痛3天。

现病史：患者诉3天前出现胃脘痛，夜间明显，1年前（2012年）曾在外院查胃镜诊断为慢性浅表性胃炎，未规律服药。刻下症：胃脘痛，伴口苦，呃逆，大便不成形、黏滞，舌淡，苔白，脉弦滑。

既往史：慢性浅表性胃炎病史1年，否认高血压、冠心病、糖尿病病史，否认肝炎、结核、手术、外伤等。

过敏史：否认药物、食物过敏史。

体格检查：神清、语利，肺部呼吸音清，未闻及干湿啰音，心率82次/分，律齐，心脏各瓣膜听诊区未闻及病理性杂音，腹软无压痛、反跳痛，四肢肌力肌张力可，神经系统检查未见异常。

辅助检查：幽门螺杆菌（HP）检查呈阳性。

西医诊断：慢性浅表性胃炎。

中医诊断：胃脘痛。

辨证：湿热胃滞。

治法：清热利湿，芳香化浊。

处方：清利化浊方。

黄连 6g	黄芩 10g	法半夏 9g	茵陈 10g
陈皮 10g	佩兰 10g	防风 10g	炒枳壳 15g
薄荷 6g	草豆蔻 9g	代赭石 15g	柿蒂 9g

7 剂，水煎服，早晚温服。

二诊：2013 年 8 月 17 日。患者诉服药后胃脘痛减轻，呃逆消失，偶有反酸，口苦减轻，大便 1 日 2～3 次，黏滞不爽，纳呆，舌淡红，苔薄腻，脉细、弦滑。前方去柿蒂、代赭石，加炒麦芽以消食健胃，海螵蛸以制酸止痛。处方如下：

黄连 6g	黄芩 10g	法半夏 9g	茵陈 10g
陈皮 10g	佩兰 10g	防风 10g	炒枳壳 15g
薄荷 6g	草豆蔻 9g	炒麦芽 10g	海螵蛸 15g

7 剂，水煎服，早晚温服。

三诊：2013 年 8 月 24 日。患者诉服药后胃脘痛明显减轻，无呃逆，偶有反酸，口苦减轻，大便 1 日 1～2 次，不成形，纳可，舌淡红，苔薄腻，脉弦滑。复查幽门螺杆菌检查呈阴性，继续口服中药 7 剂以巩固疗效。

按：马万千根据多年临床经验，提出脾胃湿热证是胃痛发生的主要病机之一。他认为饮食不节，过食肥甘厚腻、辛辣燥热之品均可导致脾主健运功能失职，精微不布，或六淫之湿邪侵入人体，亦可困脾，而嗜食生冷瓜果及饮茶贪酒者，更易使水湿蓄于中州而困脾土，蕴而生湿，郁久化热，胃为腑属阳，职司受纳，性喜润恶燥，脾胃同居中焦，湿热内蕴，中焦气机不利而造成脾为湿困、胃为热扰之证。马万千认为胃痛属湿热胃滞者，临床可以从以下几方面辨别：① 舌质红，苔薄腻或黄腻；② 疼痛部位固定；③伴口苦、口干等症；④大便黏滞不爽；⑤胃镜微观黏膜征象可见炎症、糜烂或充血。

本案患者表现为胃痛，口苦，大便不成形、黏滞不爽，舌红，苔薄黄腻，脉细滑，均为湿热胃滞之症，马万千采用清热利湿、芳香化浊法治疗，方中黄芩、黄连清上、中二焦热邪，茵陈清热利湿，半夏、陈皮燥湿化痰，薄荷清疏胃热，佩兰芳化脾湿，防风除湿止痛（因"风能胜湿"），草豆蔻健脾燥湿行气，枳壳理气宽中消胀。一诊患者呃逆，马万千以清利化浊方加代赭石、柿蒂以降逆止呃；二诊纳呆、反酸，首方去代赭石、柿蒂，加炒麦芽健胃消食、海螵蛸制酸止痛；三诊继续巩固治疗。患者诸症明显好转，复查幽门螺杆菌呈阴性。马万千将清热利湿、芳香化浊药物同用，使胃热清、湿邪除，故胃痛止。

（邱新萍）

胃脘痛（二）

患者：孙某，男，56 岁。

初诊：2018 年 12 月 24 日。

主诉：胃脘不适、隐痛 3 个月。

现病史：患者近 3 个月来出现胃脘不适、疼痛，饮酒诱发，倦怠无力，食欲不振，烦热，口燥咽干，舌红，少苔，脉细数。

既往史：慢性胃炎、高血压病、糖尿病病史。

过敏史：否认药物、食物过敏史。

体格检查：神清、语利，肺部呼吸音清，未闻及干湿啰音，心率 86 次/分，律齐，心脏各瓣膜听诊区未闻及病理性杂音，腹软无压痛、反跳痛，四肢肌力肌张力可，神经系统检查未见异常。

辅助检查：下腹加盆腔 CT 未见异常。

西医诊断：慢性胃炎。

中医诊断：胃脘痛。

辨证：阴虚胃滞。

治法：滋阴益胃，和中止痛。

处方：滋阴益胃汤。

生地黄 30g	北沙参 20g	麦冬 10g	玉竹 10g
白芍 10g	甘草 6g	佛手 10g	当归 10g
枸杞子 10g	川楝子 10g		

7 剂，水煎服，每日 1 剂，分 2 次服用，早晚温服。

二诊：2019 年 1 月 2 日。患者胃脘疼痛好转，近期无饮酒，倦怠无力无明显改善，仍食欲不振，烦热，口燥咽干明显减轻，舌红，少苔，脉细数。处方如下：

生地黄 30g	北沙参 20g	麦冬 10g	玉竹 10g
白芍 10g	甘草 6g	佛手 10g	当归 10g
枸杞子 10g	川楝子 10g	党参 20g	茯苓 10g
白术 20g	鸡内金 10g		

7 剂，水煎服，每日 1 剂，分 2 次服用，早晚温服。

三诊：2019 年 1 月 9 日。患者胃脘疼痛好转，近期无饮酒，倦怠无力好转，食欲不振好转，烦热，口燥咽干明显减轻，舌红，少苔，脉细数。继服前方 7 剂治疗。

四诊：2019 年 1 月 16 日。患者胃脘疼痛好转，倦怠无力明显好转，食欲可，烦热，口燥咽干明显减轻，舌红，少苔，脉细数。继服前方 7 剂治疗。

按：马万千认为，该患者符合糖尿病胃轻瘫诊断。患者患糖尿病多年，饮食不节，肝肾阴虚，致脾胃运化失司，阴虚胃滞，不通则痛，故见胃脘不适、疼痛；脾胃运化失调，气血生化无源，故倦怠无力，食欲不振；肝肾不足，阴虚内热，故见烦热；阴虚津液不能上承，故口干咽燥；舌红，少苔，脉细数均为阴虚内热之象。方中生地黄滋阴养血、补益肝肾为君，内寓滋水涵木之意；当归、枸杞子养血滋阴柔肝，北沙参、麦冬滋养肺胃，养阴生津，意在佐金平木，扶土制木，四药共为臣药；川楝子疏肝理气，玉竹滋阴生津，白芍酸甘化阴，佛手健脾理气消食，甘草和中补脾。全方滋阴养胃，养血柔肝，共奏滋阴和胃、和中止痛之功效。

（邹济源）

胃脘痛（三）

患者：魏某，女，35 岁。

初诊：2017 年 4 月 2 日。

主诉：胃脘痛 3 天。

现病史：患者有胃痛史 2 年，胃镜检查提示十二指肠溃疡。3 天前过食鲜辣椒，复感风寒，致胃痛发作，自服治疗胃炎药物后胃痛不减，故前来就诊。

刻下症：胃脘痛，腹部胀满拒按，恶心呕吐不能食，口干口苦，面色苍白，手足发冷，发热恶寒，大便干，小便黄，舌红，苔黄燥，脉弦数。

既往史：十二指肠溃疡。

过敏史：否认。

体格检查：BP 140/75mmHg，体均，神清、语利，肺部呼吸音清，未闻及干湿啰音，心率75次/分，律齐，心脏各瓣膜听诊区未闻及病理性杂音，腹软，胃脘部压痛（+），无反跳痛及肌紧张，肝脾肋下未及，四肢肌力肌张力可，神经系统检查未见异常。

辅助检查：血常规示WBC 12.4×10^9/L。

西医诊断：急性胃炎。

中医诊断：胃脘痛。

辨证：外邪未解，阳明热盛，燥屎内结。

治法：外解少阳，内泻积热。

处方：大柴胡汤。

柴胡10g	黄芩10g	芍药10g	半夏10g
枳实10g	大黄10g（后下）	生姜10g	大枣10g

3剂，水煎服，每日1剂，早晚温服。

二诊：下黑色便数次，发热恶寒除，腹胀腹痛减，大便潜血（+++）。上方去姜、枣，加白及15g，三七粉10g（冲服）。3剂，水煎服。

三诊：服上药3剂，复查大便潜血（－），改服柴芍六君子汤加减，2周痊愈。嘱其起居规律，饮食忌生冷辛辣。

按：马万千认为，患者过食辛辣，乃火上加薪，复感外寒，内外并病而致胃痛复发；外邪未解，热入少阳，故见面色苍白，手足发冷，发热恶寒，恶心呕吐不能食，口干口苦；少阳郁热，枢机不利，阳明热结，腑气不通，故见面色苍白，手足发冷，腹部胀满拒按，大便干，小便黄；舌红，苔黄燥，脉弦数均为阳明热结之象。故方用大柴胡汤，外解少阳，内泻积热。方中柴胡配伍黄芩和解清热，以除少阳之邪；大黄配枳实以泻阳明热结，行气消痞；芍药柔肝缓急止痛，与大黄相配可治腹中实痛，与枳实相伍可以理气和血，以除心下满痛；半夏和胃降逆，配伍生姜，以治呕逆不止；大枣与生姜相配，能和营卫而行津液，并调和脾胃。服药 3 剂后症状明显缓解，但出现大便潜血阳性，故去姜、枣之滋腻，加三七、白及以凉血止血。再服 3 剂后血止，用柴芍六君子汤养肝补气、健脾调虚以治本。本案体现了"急则治其标，缓则治其本"的治疗原则。

（左瑞菊）

胃脘痛（四）

患者：王某，男，46 岁。

初诊：2020 年 9 月 10 日。

主诉：胃脘痛 10 余年，加重 1 周。

现病史：患者胃脘痛 10 余年，近日加重，西药治疗无效，停药即反复。胃镜检查示十二指肠球部溃疡。刻下症：胃脘刺痛，饥饿时明显，脊背凉，手心热，心悸，烧心，头晕，身冷畏寒，汗出恶风，不思饮，大便溏，怕食凉，舌淡，苔白，脉细弦。

西医诊断：十二指肠球部溃疡。

中医诊断：胃脘痛。

辨证：脾胃虚寒。

治法：温中健脾止痛。

处方：小建中汤。

桂枝 9g　　白芍 18g　　生姜 9g　　大枣 9g

炙甘草 6g　　饴糖 50g（冲）

5剂，水煎服，日1剂。

二诊：2020年9月17日。胃痛减轻，手心热减轻，胃脘仍时有刺痛，大便日1次。上方加延胡索6g，五灵脂9g。继服5剂。处方如下：

桂枝9g	白芍18g	生姜9g	大枣9g
炙甘草6g	饴糖50g（冲）	延胡索6g	五灵脂9g

三诊：2020年9月24日。胃脘痛已不明显，食后有时心下痞，此乃中气不足，气滞水停中焦。上方加陈皮9g，枳壳9g，姜半夏9g，继服。处方如下：

桂枝9g	白芍18g	生姜9g	大枣9g
炙甘草6g	饴糖50g（冲）	延胡索6g	五灵脂9g
陈皮9g	枳壳9g	姜半夏9g	

服药1个月余，诸症悉除。

按：中焦虚寒，胃失温煦，寒而拘挛故疼痛，加之中气不足，故空腹时胃痛加重；阳虚无以固涩汗液，故自汗出，身冷恶寒，恶风，便溏。马万千认为，应温中缓急，唯小建中汤辛甘化阳以温里、酸甘化阴以缓急。方中重用甘温质润之饴糖，温补中焦，缓急止痛；饴糖配桂枝，辛甘化阳，温中焦而补脾虚；芍药配甘草，酸甘化阴，缓肝急而止腹痛；生姜温胃散寒；大枣补脾益气；炙甘草益气和中，调和诸药。服药后胃痛逐渐缓解。脾土虚弱，肝木乘脾，肝强脾弱，且久病已形成瘀滞不通，故二诊时加延胡索、五灵脂，以理气疏肝，化瘀生新。中气不足，易致气虚气滞，水湿停滞，三诊加陈皮、枳壳、半夏，以行气化湿，是以获效。

（张士华）

胃脘痛（五）

患者：翟某某，女，67 岁。

初诊：2022 年 12 月 6 日。

主诉：间断上腹部隐痛 30 余年。

现病史：慢性胃病史 30 余年，1990 年胃镜检查示浅表性胃炎，2019 年6 月至今（2022 年 12 月 6 日）于北医三院行 4 次胃镜检查，示慢性萎缩性胃炎伴中度肠化，轻中度异型增生。刻下症：胃中隐痛，拘急不舒，痞满胀闷，食纳减少，便溏畏寒，近 2 年来体质量下降 10kg，睡眠欠安，腹部起包，游走不定，偶反酸，舌淡红，苔薄白，脉沉弦细。

既往史：否认其他慢性病史。

过敏史：否认药物、食物过敏史。

查体：心、肺、腹查体阴性。

西医诊断：慢性萎缩性胃炎伴异型增生。

中医诊断：胃脘痛。

辨证：脾胃虚寒。

治法：温运脾胃。

处方：参苓白术散加减。

党参 24g	炒白术 15g	茯苓 30g	炙甘草 10g
干姜 10g	黄连 6g	吴茱萸 3g	炒扁豆 15g
山药 30g	莲子肉 10g	砂仁 10g	炒薏苡仁 30g
炙黄芪 30g	莪术 15g	桔梗 6g	焦三仙各 30g
肉豆蔻 10g	三七粉 7g（冲服）		

7 剂，日 1 剂，水煎 2 次服。

二诊：2022 年 12 月 13 日。诸症略同前，畏寒明显，舌脉同前。处方如下：

党参 24g	炒白术 15g	茯苓 30g	炙甘草 10g
干姜 10g	黄连 6g	吴茱萸 3g	白扁豆 15g
山药 30g	莲子肉 10g	砂仁 10g	炒薏苡仁 30g
炙黄芪 30g	焦三仙各 30g	肉豆蔻 10g	高良姜 6g
香附 10g	紫苏叶 10g	乌贼骨 30g	延胡索 10g

7剂，日1剂，水煎2次服。

三诊：2022年12月20日。诸症均明显好转，舌脉同前。继服上方。

按： 患者年事已高，病程迁延30余年，刻下胃中隐痛，拘急不舒，便溏畏寒，乃一派寒象，且痞满胀闷，食纳减少，近2年来体质量下降10kg，可见脾胃虚甚，运化乏力，结合舌脉，当以温运脾胃为主，方以参苓白术散加味。参苓白术散出自《太平惠民和剂局方》，功用益气健脾，渗湿止泻，主治脾胃虚弱证。方中党参、白术、茯苓、甘草、山药、薏苡仁、莲子肉，皆补脾之药，其中茯苓、山药、薏苡仁，理脾而兼能渗湿，砂仁化湿行气，全方温中之力稍显不足，故加干姜、肉豆蔻、吴茱萸、炙黄芪；患者腹部起包，游走不定，偶反酸，提示气滞，胃镜病理示肠化及异型增生，故加莪术、桔梗、三七粉以活血行气；气滞易化火，故佐黄连。复诊时患者无明显好转，畏寒反甚，故而减去动血耗气之莪术、桔梗等，增强温通之力，加高良姜、香附、紫苏叶等。服药1周后患者诸症明显好转，继服上方巩固疗效。

（陈林）

泄泻（一）

患者：刘某某，男，54 岁。

初诊：2013 年 8 月 10 日。

主诉：大便不成形 3 年，加重 1 周。

现病史：患者诉 3 年前出现大便不成形，次数增多，黎明前泄泻，每日 2 ～ 3 次，近 1 周因吹空调，出现大便泄泻，每日 3 ～ 4 次，畏寒，舌淡，苔白，脉沉细。

既往史：否认高血压病、冠心病、糖尿病病史，否认肝炎、结核、手术、外伤等。

过敏史：否认药物、食物过敏史。

体格检查：神清，语利，肺部呼吸音清，未闻及干湿啰音，心率 67 次 / 分，律齐，心脏各瓣膜听诊区未闻及病理性杂音，腹软无压痛、反跳痛，四肢肌力肌张力可，神经系统检查未见异常。

辅助检查：便常规未见异常。

西医诊断：慢性腹泻。

中医诊断：泄泻。

辨证：脾肾阳虚。

治法：健脾温肾止泻。

处方：理中丸合四神丸加减。

炒补骨脂 10g	吴茱萸 15g	炒五味子 6g	肉豆蔻 10g
党参 20g	紫苏梗 10g	干姜 6g	白术 20g
防风 10g	焦麦芽 30g	甘草 6g	

7 剂，水煎服，早晚温服。

二诊：2013 年 8 月 17 日。患者诉服药后泄泻症状减轻，大便每日 1 ～ 2

次，纳呆，舌淡，苔薄，脉沉细。处方如下：

炒补骨脂 10g	吴茱萸 15g	炒五味子 6g	肉豆蔻 10g
党参 20g	紫苏梗 10g	干姜 6g	白术 20g
防风 10g	焦麦芽 30g	甘草 6g	鸡内金 10g

7 剂，水煎服，早晚温服。

按：《金匮要略·痰饮咳嗽病脉症并治》曰："水走肠间，沥沥有声，谓之痰饮""病痰饮者，当以温药和之"。马万千在健脾的基础上加用温阳散寒的干姜和补肾生火的补骨脂、肉豆蔻以暖下焦之阳，命门火旺，则蒸腾胃谷而水谷腐熟矣；方中防风、麦芽具有升散、条达肝气作用；防风有"风能胜湿"的作用，配合温阳药物一是起到升通的作用以止泻，二是避免收敛固涩药物留邪；紫苏梗有降气止痛作用。全方温补脾肾、升降气机以止泻。

马万千治疗脾肾阳虚型泄泻，如患者还出现四肢逆冷、腹痛、小便清长等症状，可在四神丸和理中丸基础上再加淡附片 6g，大辛大热，以温补脾肾，散寒止痛。此外，对于泄泻伴有滑精、小便频数等症状者，可加用益智仁、金樱子等收敛固涩药物。在治疗久泻方面，除温肾健脾外，还应用一些疏肝药物，如薄荷、麦芽等，因肝木生于肾水，长于脾土，是以"实脾之所以调肝，调肝即所以实脾也"。

（邱新萍）

泄泻（二）

患者：刘某，女，36 岁。

初诊：2018 年 3 月 9 日。

主诉：慢性腹泻 5 年，加重 2 周。

现病史：患者近 5 年来，长期大便不成形，黏腻不爽，1 日 2～5 次，便前腹痛，时有腹胀，情绪不佳及饮食不慎诱发。曾行肠镜检查未见异常。近 2 周，生气后腹泻加重，伴腹痛，便后缓解，腹胀，无发热，无恶心呕吐，纳可，寐欠安，舌红，苔白，脉弦。

既往史：既往体健。

过敏史：否认药物、食物过敏史。

体格检查：神清，语利，肺部呼吸音清，未闻及干湿啰音，心率 78 次/分，律齐，心脏各瓣膜听诊区未闻及病理性杂音，腹软，无压痛，无反跳痛，四肢肌力、肌张力可，神经系统检查未见异常。

辅助检查：肠镜检查未见异常。

西医诊断：肠易激综合征。

中医诊断：泄泻。

辨证：肝郁脾虚。

治法：疏肝健脾固肠。

处方：疏肝健脾方。

| 党参 20g | 炒白术 20g | 白扁豆 20g | 炒薏苡仁 20g |
| 白芍 15g | 赤石脂 20g | 肉豆蔻 15g | 石榴皮 30g |
| 葛根 20g |

7 剂，水煎服，每日 1 剂，分 2 次服用，早晚温服。

二诊：2018 年 3 月 16 日。患者仍腹泻，1 日 3～4 次，伴腹痛，便后缓解，腹胀缓解，纳可，寐安，舌红，苔白，脉弦。处方如下：

| 党参 20g | 炒白术 10g | 黄芪 30g | 当归 20g |
| 甘草 10g | 茯苓 10g | 远志 10g | 酸枣仁 10g |

木香 10g	龙眼肉 10g	生姜 10g	大枣 10g
柏子仁 10g	防风 10g	浮小麦 10g	麻黄根 10g

7剂，水煎服，每日1剂，分2次服用，早晚温服。

三诊：2018年3月23日。患者腹痛较前明显减轻，大便黏腻，夜寐差，舌红，苔白，脉弦细。继服前方7剂治疗。

按：肠易激综合征是一种常见的功能障碍性综合征，主要临床表现为腹痛或腹部不适、大便次数和性状改变等。腹泻型肠易激综合征为其临床最常见亚型。该病发病机制复杂，多种因素均可导致。西医治疗肠易激综合征着重于缓解肠道痉挛、促进肠道蠕动、调节肠道菌群等，虽可部分缓解患者肠道症状，但远期疗效欠佳。马万千认为：先天不足、后天失养为其病因，情志失调、饮食不节为其诱因，并与肝脾气机失调关系密切。肠易激综合征病在大肠，但发病之根本在于脾胃。《景岳全书·泄泻》指出："泄泻之本，无不由于脾胃。"马万千认为情志失调是关键，饮食不节、外邪侵入等亦为常见诱因，而使脾胃运化失职，升发不及，糟粕浊阴不分，下注肠间，大肠传导失司，发为泄泻诸症。治疗以疏肝健脾、涩肠止泻之法，使脾胃之浊气得以清化，机体运化功能正常，故而腹痛、泄泻得以治愈。

患者为中年女性，长期情绪欠佳，肝气郁滞，疏泄功能失常。肝郁乘脾，脾胃升降失常，故见腹泻；肝郁气滞，故见腹胀；气机不畅，不通则痛，故有腹痛；舌红，苔白，脉弦，均为肝郁脾虚之象。治以疏肝健脾固肠法，方用疏肝健脾方，由党参、炒白术、白扁豆、炒薏苡仁、白芍、赤石脂、肉豆蔻、石榴皮和葛根组成。方中党参有补中益气、止渴、健脾益肺、养血生津之功；炒白术有健脾益气、燥湿利水、强胃之功；白扁豆有健脾化湿、和中消暑之功；炒薏苡仁有利水渗湿、健脾止泻之功；白芍具有柔肝止痛、平抑肝阳之功；赤石脂具有涩肠之功；肉豆蔻味苦，性温，具有温中涩肠、行气消食之功；石榴皮具有涩肠止泻之功；葛根具有升阳止泻之功。诸药合用，具有平抑肝阳、升清化浊、调肝健脾、固肠止泻之功效，使肝气疏调，机体水液运化正常，脾胃之浊气得以清化，故腹痛、泄泻得以治愈。

（邹济源）

泄泻（三）

患者：陈某，女，30岁。

初诊：2013年8月13日。

主诉：反复左下腹隐痛伴腹泻3年。

现病史：患者诉3年前无明显诱因出现左下腹隐痛，排便前症状重，排便后可缓解，无明显里急后重，无脓血便，1日4～5次，曾间断口服蒙脱石散、地衣芽孢杆菌活菌胶囊等药物，服药时症状减轻，停药则反复，伴脘腹胀满，神疲乏力，心烦，入睡难，纳呆，小便调，舌淡，苔白略腻，脉细弱。

既往史：否认高血压病、冠心病、糖尿病病史，否认肝炎、结核、手术、外伤等。

过敏史：否认药物、食物过敏史。

体格检查：神清，语利，肺部呼吸音清，未闻及干湿啰音，心率67次/分，律齐，心脏各瓣膜听诊区未闻及病理性杂音，腹软无压痛、反跳痛，四肢肌力、肌张力可，神经系统检查未见异常。

辅助检查：血、尿、便常规和肝肾功能未见异常。腹部彩超未见异常。胃镜检查示浅表性胃炎。^{13}C呼气试验（－）。

西医诊断：慢性浅表性胃炎、慢性腹泻。

中医诊断：泄泻。

辨证：脾胃虚弱，湿滞肠胃。

治法：健脾和胃，祛湿止泻。

处方：参苓白术散加减。

党参20g	制香附10g	茯苓10g	炒山药10g
木香10g	焦三仙（各）10g	炒白扁豆15g	陈皮12g
砂仁9g	桔梗10g	鸡内金10g	炙甘草9g
木香10g			

7剂，中药颗粒冲服，分早晚温服。

二诊：2013年8月20日。患者诉服药后泄泻症状减轻，大便1日2～3次，食欲明显好转，舌淡，苔白略腻，脉细弱。效不更方，继服7剂。

三诊：2013年8月27日。患者诉服药后泄泻症状减轻，大便1日1～2次，食纳可，舌淡，苔白，脉细弱。处方如下：

党参20g	炒白术10g	茯苓10g	炒山药10g
木香10g	焦三仙（各）10g	炒白扁豆15g	陈皮12g
砂仁9g	桔梗10g	木香10g	炙甘草9g

7剂，中药颗粒冲服，分早晚温服。

按：马万千在诊断及治疗方面均注重"整体观念"，其根本目的是从整体上对机体的功能状态进行调节，使其达到"阴平阳秘"的理想状态，提高患者的生存质量，恢复其健康。腹泻型肠易激综合征属于中医学"泄泻"范畴，与脾、肾、肠、胃诸脏腑功能失调有关。随着人们生活节奏加快，长期饮食不节，饥饱失调，或劳倦内伤，或久病体虚，或素体脾胃虚弱，脾胃虚弱型泄泻的患者有增多的趋势。该病病程迁延，"久病必虚"，经研究发现腹泻型肠易激综合征以脾胃虚弱型居多。脾胃虚弱，运化失常，正不御邪，外邪侵袭机体，脾胃功能更受损害，气虚失运，形成恶性循环，《素问·刺法论》云"正气存内，邪不可干"，故补助正气，增强机体的抵抗力，提高机体免疫力，是治疗腹泻型肠易激综合征的关键。近年来对于中医经方加减治疗腹泻型肠易激综合征的研究日益增多，经方治疗该病的疗效也日渐得到重视。参苓白术散即为治疗泄泻的常用方，该方是在四君子汤的基础上变化而来，以党参、白术、茯苓、薏苡仁、白扁豆理气健脾，淡渗利湿，砂仁和胃化滞，桔梗通调水道，宣利肺气，诸药合用，补其中气，渗其湿浊，行其气滞，以恢复脾胃受纳与健运之职。同时，马万千针对脾胃虚弱型泄泻的并发症，随症加减药物也是临床疗效的保证。

（刘畅）

泄泻（四）

患者：肖某，女，55岁。

初诊：2022年7月8日。

主诉：反复大便不成形10余年。

现病史：大便稀溏，每日1～2次，着凉或进食油腻加重，便前腹痛，便后缓解，纳食可，畏寒，尤其脘腹部怕凉，舌淡红，苔薄白，脉沉细。

既往史：否认慢性病史。

过敏史：否认药物、食物过敏史。

查体：心、肺、腹查体阴性。

辅助检查：2021年6月电子肠镜检查示全结肠黏膜未见异常。

西医诊断：肠易激综合征。

中医诊断：泄泻。

辨证：脾肾阳虚。

治法：温补脾肾，固涩止泻。

处方：四神丸加减。

补骨脂 10g	肉豆蔻 10g	五味子 10g	吴茱萸 3g
炒白术 15g	白芍 24g	防风 10g	陈皮 10g
黄连 10g	炮姜炭 10g	党参 15g	炙甘草 10g

7 剂，日 1 剂，水煎 2 次服。

二诊：2022 年 7 月 15 日。大便基本成形，偶有大便稀，舌脉同前。继服前方 7 剂。

按：患者长期腹泻，平素身体虚弱畏寒，脘腹部怕凉，故中医辨证为脾肾阳虚证，治以温补脾肾，涩肠止泻。方中补骨脂、肉豆蔻、五味子、吴茱萸合为四神丸，脾肾兼治，使命门火足则脾阳得以健运，与温阳涩肠之效相得益彰；炒白术、白芍、防风、陈皮合为痛泻要方，以泻肝补脾，使肝脾调和，运健湿除，自然痛泻俱止。两方合用，肝、脾、肾兼顾，故效佳。二诊时患者腹泻症状已明显好转，故继续予前方，疗效甚佳。

（陈林）

休息痢

患者：罗某某，男，70 岁。

初诊：2022 年 11 月 1 日。

主诉：反复黏液脓血便 30 余年。

现病史：患者有溃疡性结肠炎病史 30 余年，今年（2022 年）因升结肠癌行升结肠切除术，最近大便 10 余次，每次量少，稍有黏液，无脓血，里急后重感明显，无腹痛腹胀，舌淡红，苔薄白，脉弦细。

既往史：高血压病、冠心病病史。

过敏史：否认药物、食物过敏史。

查体：心、肺、腹查体阴性。

辅助检查：无。

西医诊断：溃疡性结肠炎。

中医诊断：休息痢。

辨证：寒热错杂。

治法：平调寒热。

处方：半夏泻心汤加减。

法半夏 10g	干姜 10g	炮姜 10g	党参 15g
炙甘草 10g	大枣 10g	黄连 10g	黄芩 10g
补骨脂 10g	肉豆蔻 10g	大腹皮 10g	焦槟榔 10g
木香 10g	葛根 10g	乌梅 15g	五味子 10g

7 剂，日 1 剂，水煎 2 次服。

二诊：2022 年 11 月 8 日。症状稳定，无任何不适，大便 1 日 3 次、成形，食纳可，舌脉同前。处方如下：

法半夏 10g	干姜 10g	炮姜 10g	党参 15g
炙甘草 10g	大枣 10g	黄连 10g	黄芩 10g
补骨脂 10g	肉豆蔻 10g	大腹皮 10g	焦槟榔 10g
木香 10g	葛根 10g	乌梅 15g	五味子 10g
生薏苡仁 30g	红景天 10g	蜂房 10g	生黄芪 30g

7剂，日1剂，水煎2次服。

按：半夏泻心汤，《伤寒论》明言治痞，其根本病机乃是寒热互结，气不升降，故因此所致在上之呕吐，或在下之肠鸣下利，皆可随证治之。本患者因升结肠癌行升结肠切除术后，正气受损，气机失调，故以半夏泻心汤为主复其升降。方中半夏散结消痞，降逆止呕；干姜温中散邪；黄芩、黄连苦寒，泻热消痞；党参、大枣甘温益气，补脾气；甘草调和诸药；合四神丸去吴茱萸以温固脾肾，又宗刘河间"调气则后重自除"之旨加大腹皮、焦槟榔、木香、葛根以升提下陷之气。1周后复诊，患者症状基本改善，前方加生黄芪、生薏仁、红景天以培补正气，加蜂房以攻毒破积。

（陈林）

便秘（一）

患者：张某某，男，1951年出生。

初诊：2014年2月27日。

主诉：大便排出不畅1个月余。

现病史：患者诉1年前行十二指肠息肉切除术，术后出现大便排出不畅症状，时轻时重，自服药物（具体不详）未缓解，近1个月来出现大便黏腻不爽，2～3日1次，大便先硬后稀，排出不畅，伴口苦，不思饮食，时有反酸，呃逆，小便色黄，舌红，苔黄腻，脉滑。

既往史：十二指肠息肉术后，否认其他慢性疾病病史。

过敏史：否认药物、食物过敏史。

体格检查：神清，语利，肺部呼吸音清，未闻及干湿啰音，心率68

次／分，律齐，心脏各瓣膜听诊区未闻及病理性杂音，四肢肌力、肌张力可，神经系统检查未见异常。

辅助检查：便常规正常。^{13}C 呼气试验（－）。

西医诊断：十二指肠息肉切除术后，便秘。

中医诊断：便秘。

辨证：湿热内蕴大肠。

治法：调肺通腑，清热利湿。

处方：大承气汤加味。

大黄 6g	芒硝 9g	炒枳实 18g	厚朴 18g
白术 20g	黄芪 20g	郁李仁 10g	茯苓 10g
炒苦杏仁 10g	柿蒂 10g	桔梗 10g	甘草 6g

3 剂，水煎服，日 1 剂。

二诊：2014 年 3 月 1 日。患者诉服药后大便黏腻不爽好转，1～2 日 1 次，纳呆，偶有腹胀，小便黄，口苦减轻，舌红，苔黄腻，脉滑。继服上方，2 剂，水煎服。

三诊：2014 年 3 月 4 日。患者诉服药后大便 1 日 1 次，黏腻不爽明显好转，大便溏，无反酸、呃逆，口苦减轻，腹胀，舌红，苔薄腻，脉滑。方药如下：

大黄 3g	党参 10g	白术 20g	茯苓 10g
枳实 18g	厚朴 18g	黄芪 20g	郁李仁 10g
苦杏仁 10g	火麻仁 10g	甘草 6g	鸡内金 6g

7 剂，水煎服，日 1 剂。

按：中医学认为，饮食入胃，经过脾胃运化，吸收其精华之后，所剩糟粕，最后由大肠传导而成大便排出体外。马万千认为，如果肠胃功能正常则大便通畅，若肠胃病变，湿热内蕴则大便黏滞难以排出，而肺气的宣降功能在这个过程中起到重要作用，肺与大肠为表里关系，故在治疗上要考虑到调肺。肺气的宣发与肃降功能正常对大肠的传导功能有司起非常重要的作用。肺气的宣发、肃降功能正常，才能使津液输布至大肠，大肠推动糟粕传导才能有力。

本案患者，马万千根据临床症状、舌脉表现，认为是实热夹湿偏重，先用大承气汤以泻下热结，三诊时患者大便次数减少，故减少大黄用量，以黄芪补脾肺之气，气足则推动有力，肺气肃降有权，上通则下亦通，用白术、茯苓健脾益气利湿，郁李仁润肠通便，苦杏仁苦温降气，润肠通便，桔梗辛散苦泄，开宣肺气，加入火麻仁润肠通便，鸡内金消食化滞，使湿热去，大便通。根据《内经》肠实胃虚的理论，针对便秘的患者，先期使用攻下法，待大便畅通以后，顾护人体的正气，因此，马万千常在本病治疗后期使用四君子汤加减以健脾益气，黄芪易党参增强益气的功效，郁李仁、火麻仁以润肠通便。

笔者认为，治疗便秘不论是在调肺通腑，或养血润燥，或温补脾肾润肠基础上都要重视全身气机的调畅。肺与大肠相表里，若肺失宣肃，大肠传导失司，则可发生腹胀便秘。余常在辨证论治的基础上，加用调畅气机的药物，如蝉蜕、苦杏仁、枇杷叶等。蝉蜕味甘、辛、微咸，性凉，归肺、肝经，具有清轻凉散、可升可降的特点。枇杷叶味苦，性寒，清降肺气，肺气降，则推动有力，糟粕排出无碍，即叶天士所谓"丹溪每治肠痹，必开肺气，谓表里相应治法"。肺作为呼吸道上端，最易感受温燥之邪，肺燥则大肠亦燥，糟粕要从肠腑排出，需要津液的润滑作用，即"增水行舟"之意，可加入百合、麦冬、玄参之类，使肺得津液濡润，肺气清肃下行，使津液输布至大肠，则大便得通。

（邱新萍）

便秘（二）

患者：钱某，女，46 岁。

初诊：2016 年 9 月 23 日。

主诉：排便困难 3 年。

现病史：患者 3 年来排便困难，努挣不下，伴脘胁胀痛，腹胀，食少纳呆，恶心，无呕吐，烦躁易怒，舌红，苔薄腻，脉弦。

既往史：高血压病，否认肝炎、结核、手术、外伤等。

过敏史：否认药物、食物过敏史。

体格检查：神清，语利，肺部呼吸音清，未闻及干湿啰音，心率 73 次 / 分，律齐，心脏各瓣膜听诊区未闻及病理性杂音，腹软无压痛、反跳痛，四肢肌力、肌张力可，神经系统检查未见异常。

辅助检查：下腹加盆腔 CT 未见异常。

西医诊断：便秘。

中医诊断：便秘。

辨证：肝胃气滞。

治法：疏肝和胃，理气通便。

处方：柴胡通便汤。

北柴胡 10g	黄芩 10g	法半夏 9g	生姜 10g
白芍 10g	大枣 15g	大黄 6g	生白术 60g
地黄 20g	姜厚朴 15g	枳实 10g	

7 剂，水煎服，每日 1 剂，分 2 次服用，早晚温服。

二诊：2016 年 9 月 30 日。患者排便困难好转，大便每日 2 次，脘胁胀痛、腹胀好转，纳可，无恶心呕吐，仍烦躁易怒，舌红，苔薄腻，脉弦。前方大黄改为酒大黄，处方如下：

北柴胡 10g　　黄芩 10g　　法半夏 9g　　生姜 10g

白芍 10g　　　大枣 15g　　酒大黄 10g　　生白术 60g

地黄 20g　　　姜厚朴 15g　　枳实 10g　　石菖蒲 10g

郁金 10g

14 剂，水煎服，每日 1 剂，分 2 次服用，早晚温服。

三诊：2016 年 10 月 14 日。患者排便困难好转，大便每日 2 次，脘胁胀痛、腹胀好转，纳可，无恶心呕吐，仍烦躁易怒，舌红，苔薄腻，脉弦。继服前方 14 剂。

四诊：2016 年 10 月 28 日。患者排便困难好转，大便每日 2 次，脘胁胀痛、腹胀好转，纳可，无恶心呕吐，仍烦躁易怒，舌红，苔薄腻，脉弦。继服前方 14 剂。

患者服药治疗 1 个月后随访，胃胀未再复发，无反酸、呃逆症状，夜寐欠安时有发作，二便可。

按：马万千认为，柴胡通便汤治疗气滞型功能性便秘有非常明显的优势，临床上马万千以大柴胡汤的药物组成为主，加用理气通便之品。《金匮要略·腹满寒疝宿食病脉证并治》："按之心下满痛者，此为实也，当下之，宜大柴胡汤。"《医宗金鉴·删补名医方论》："柴胡证在，又复有里，故立少阳两解法也。以小柴胡汤加枳实、芍药者，仍解其外以和其内也。去参、草者，以里不虚。少加大黄，以泻结热。倍生姜者，因呕不止也。斯方也，柴胡得生姜之倍，解半表之功捷。枳、芍得大黄之少，攻半里之效徐，虽云下之，亦下中之和剂也。"现代人食物精细，摄入粗粮少，活动量小，生活压力大，临床上肝郁气滞、脘腹胀满之排便不畅患者较多，运用柴胡通便汤疏肝理气，润肠通便，治疗效果佳。方中柴胡疏肝解郁，是为君药；黄芩和解清热，是为臣药；半夏和胃降逆，配以生姜，以治恶心纳差，共为佐药；白芍缓急止痛，疏肝理气；大枣与生姜相配，能和营卫而行津液，并调和脾胃；大黄泻热通便；白术润肠通便；地黄清热通便；枳实、厚朴理气消胀，促进胃肠动力。诸药合用，共奏疏肝和胃、理气通便之效。结果证明，柴胡通便汤在治疗气滞型功能性便秘方面有非常好的疗效，相比西药的泻药有更少的不良反应和更长的复发期，而且费用更低廉，值得临床推广。

（邹济源）

便秘（三）

患者：董某某，男，45 岁。

初诊：2019 年 6 月 15 日。

主诉：大便黏滞不爽 2 个月。

现病史：患者近 2 个月来大便黏滞不爽，排便困难，伴有腹胀，口苦口黏腻，心烦失眠，舌淡，苔白厚腻，脉弦滑。

既往史：慢性浅表性胃炎病史 2 年。

西医诊断：功能性便秘。

中医诊断：便秘。

辨证：湿热阻滞。

治法：清热利湿，和胃通腑。

方药：清利化浊方。

黄连 6g	黄芩 10g	法半夏 9g	茵陈 10g
陈皮 10g	佩兰 10g	防风 10g	枳实 10g
薄荷 6g	草豆蔻 9g	茯苓 10g	大黄 6g

厚朴 10g　　焦槟榔 10g　　大腹皮 10g

7 剂，日 1 剂，水煎服，早晚温服。

二诊：2019 年 6 月 22 日。患者服药后大便不畅好转，腹胀减轻，仍有口苦，舌淡红，苔白腻，脉弦滑。前方减大黄，加生白术 30g，继服。处方如下：

黄连 6g　　　　黄芩 10g　　　法半夏 9g　　　茵陈 10g

陈皮 10g　　　佩兰 10g　　　防风 10g　　　枳实 10g

薄荷 6g　　　　草豆蔻 9g　　　茯苓 10g　　　厚朴 10g

焦槟榔 10g　　大腹皮 10g　　白术 30g

7 剂，日 1 剂，水煎服，早晚温服。

三诊：2019 年 6 月 29 日。患者诉服药后大便通畅，腹胀，口苦口黏，心烦明显好转，仍有失眠。上方加珍珠母 30g，以镇静安神。继服 7 剂以巩固疗效。处方如下：

黄连 6g　　　　黄芩 10g　　　法半夏 9g　　　茵陈 10g

陈皮 10g　　　佩兰 10g　　　防风 10g　　　枳实 10g

薄荷 6g　　　　草豆蔻 9g　　　茯苓 10g　　　厚朴 10g

焦槟榔 10g　　大腹皮 10g　　白术 30g　　　珍珠母 30g

7 剂，日 1 剂，水煎服，早晚温服。

按：清利化浊方为马万千自拟方，本方原是用于治疗脾胃湿热型慢性胃炎，马万千谨守病机，将其用于治疗湿热型便秘，属异病同治之法。因湿邪致病重浊黏滞，阻碍气机，故湿热秘以便而不畅为辨证要点。本案患者素体肥胖，喜食肥甘辛辣之品，以致湿热内生，湿热之邪阻滞肠胃，大肠传导失职，脾胃升降失司，气机通畅不利，糟粕内停，导致便秘。方中黄芩、黄连、茵陈苦寒清热燥湿；法半夏、厚朴、枳壳、草豆蔻辛温开郁，苦温燥湿，行气宽中；防风祛风胜湿；佩兰辛温宣透，芳香化湿；茯苓淡渗利湿；大黄、焦槟榔、大腹皮理气通腹导滞。全方共奏清热利湿、和胃通腑之功。六腑以通为用，马万千治疗便秘以"先通后调"之法，二诊大便通畅后加生白术30g，以增强健脾、运脾、利湿之功，补而不滞，通降肠胃。

（唐大革）

便秘（四）

患者：赵某，男，69岁。

初诊：2019年5月15日。

主诉：大便不畅1年。

现病史：患者近1年来大便不畅，感觉不到便意，伴有初头硬，胃脘痞闷不舒，饮食后加重，食欲不振，面色萎黄，自述体重下降5kg左右，曾行肠镜检查未见异常，胃镜检查诊为慢性胃炎，小便调，舌淡红，苔薄白，脉沉细。

辅助检查：胃镜示慢性浅表性胃炎。

西医诊断：便秘。

中医诊断：便秘。

辨证：脾虚气滞。

治法：健脾益气，消痞除满。

方药：枳术健脾丸加减。

白术 30g	枳实 10g	鸡内金 15g	焦山楂 10g
焦麦芽 10g	焦神曲 10g	木香 6g	炙甘草 6g

荷叶 3g

7 剂，水煎服，每日 1 剂，早晚温服。

二诊：2019 年 5 月 23 日。患者服药后大便通畅，食欲好转，仍觉腹胀。上方加炒莱菔子 10g，继服。处方如下：

生白术 30g	枳实 10g	鸡内金 15g	焦山楂 10g
焦麦芽 10g	焦神曲 10g	木香 6g	炙甘草 6g
荷叶 3g	炒莱菔子 10g		

水煎服，每日 1 剂，早晚温服。

随访：上方加减治疗 1 个月后诸症好转。

按： 马万千根据多年临床经验，认为便秘应首辨虚实，年老久病，脾胃虚弱，脾虚传送无力，气机升降不利，大肠传导失司，糟粕内停，是老年人便秘的主要原因。该患者表现为排便不畅，是由于脾气亏虚，运化失司，升降不利，大肠传导不畅，运化水谷功能失常，故见胃脘痞闷，食欲不振。故马万千治疗本案患者没有用参、芪补之，而以生白术健脾运脾为主，为胃行其津液，枳实理气消积，木香行脾胃气滞，莱菔子消食除胀，焦三仙、鸡内金消食和胃，荷叶生发清阳，全方寓消于补，攻补兼施，促进脾胃的运化升降功能，从而达到治疗便秘的作用。

（唐大荦）

便秘（五）

患者：李某，男，75 岁。

初诊：2019 年 4 月 11 日。

主诉：便秘半个月，伴咳痰发热 1 周。

现病史：患者近半个月来大便秘结，5～7 日 1 次，需服用通便药，近 1 周出现咳嗽，发热，咯黄黏痰，自觉胸中烦闷，小便色黄，舌红，苔黄，脉数。

既往史：慢性支气管炎病史 20 年，否认其他疾病史，否认肝炎、结核、手术、外伤史。

过敏史：否认药物、食物过敏史。

查体：神清，语利，双肺呼吸音粗，双下肺可闻及细小湿啰音，心率 85 次 / 分，律齐，心脏各瓣膜听诊区未闻及病理性杂音，腹软无压痛、反跳痛，四肢肌力、肌张力可，神经系统检查未见异常。

辅助检查：胸部 CT 示双下肺炎症。

西医诊断：便秘。

中医诊断：便秘。

辨证：肺热肠燥。

治法：清肺泻热通便。

处方：宣白承气汤加减。

生石膏 15g	生大黄 9g	杏仁 9g	瓜蒌 15g
枳实 12g	生地黄 12g		

7 剂，水煎服，日 1 剂，早晚温服。

二诊：2019 年 4 月 18 日。患者无发热，仍咯黄痰，大便干，2～3 日 1 次。原方去瓜蒌，加瓜蒌仁 15g，陈皮 12g，姜厚朴 12g，以润肺化痰，宽中理气。处方如下：

生石膏 15g	生大黄 9g	杏仁 9g	瓜蒌仁 15g
枳实 12g	生地黄 12g	陈皮 12g	姜厚朴 12g

7 剂，水煎服，日 1 剂，早晚温服。

1周后患者大便通，咯痰缓解。

按： 便秘的主要发病机制是大肠的传导功能失常，马万千在临床上运用寒热虚实辨证论治便秘，根据"肺与大肠相表里，降肺气以通大肠"的理论，针对肺热肠燥型便秘采用宣白承气汤治疗。肺热肠燥型便秘在临床上可以由以下两方面辨别：① 舌红，苔黄，脉数；② 临床表现为排便困难，排便费力，大便不爽，腹胀或痛，脘腹胀满，嗳气，口干口苦等。

该患者表现为大便秘结，5～7日1次，需服用通便药，出现咳嗽1周，发热，咯黄黏痰，自觉胸中烦闷，小便色黄，舌红，苔黄，脉数，均为肺热肠燥之症。马万千采用清肺泻热通便之法治疗，方中生石膏清泄肺热，生大黄泻热通便，杏仁宣肺止咳，瓜蒌润肺化痰，枳实破气除痞，生地黄滋阴降火。二诊时大便好转，去瓜蒌，加瓜蒌仁、陈皮、姜厚朴以化痰宽胸。诸药合用，使患者肺气降、大肠通、气化行，大便得以排出。

（赵海京）

便秘（六）

患者： 张某，女，39岁。

初诊： 2022年12月2日。

主诉： 间断便秘1个月余。

现病史： 患者近1个月反复便秘，大便3～4日1次，伴腹痛里急，腰背胀，时有胃脘胀满，呃逆频作，舌尖红，苔白厚，脉弦细。

既往史：否认慢性病史。

过敏史：否认。

查体：心、肺、腹查体阴性。

辅助检查：无。

西医诊断：便秘。

中医诊断：便秘。

辨证：胃肠积滞，气血不和。

治法：通腹，行气，和血。

处方：当归芍药散加减。

| 泽泻 20g | 川芎 20g | 枳实 15g | 厚朴 15g |
| 法半夏 10g | 茯苓 15g | 白术 15g | 白芍 40g |

7 剂，日 1 剂，水煎，分 2 次服。

二诊：2022 年 12 月 9 日。排便 1 日 1 次，仍呃逆、腹满，舌暗，苔白，脉弦。上方加党参 30g，干姜 15g，旋覆花 15g，改白术为 30g。

按：本案患者属气血不和，兼有气滞。方选当归芍药散加减。方中重用白芍 40g，白芍苦、酸、甘、微寒，归肝、脾经，有养血调经、柔肝止痛、敛阴止汗之功效，川芎乃血中之气药，活血行气，行气而不伤气，二药合用，共奏补血和血、行气通便之效；白术入脾，健脾益气生津，可运化湿邪，通利大便；茯苓、泽泻健脾利水通便；故当归芍药散具有调和气血之功效。枳实、厚朴破结下气以通腑气，法半夏降逆止呕以防伤正气。二诊时患者大便已通，但仍呃逆、腹满，故加用党参 30g，干姜 15g，旋覆花 15g，以益气健脾、温阳散寒、通便。

（陈林）

吞酸（一）

患者：张某某，女，1954 年出生。

初诊：2014 年 1 月 3 日。

主诉：吞酸伴呃逆 1 年，加重 1 周。

现病史：患者诉近 1 年来出现反酸、呃逆症状，自服药物（不详）症状时轻时重。近 1 周来，患者反酸恶心，胸骨前灼热，呃逆，脘腹痞满，纳呆，大便不成形，1 日 1～2 次，舌淡，苔薄黄，脉细。

既往史：否认其他病史。

过敏史：否认药物、食物过敏史。

体格检查：神清，语利，双肺呼吸音清，未闻及干湿啰音，心率 77 次/分，律齐，心脏各瓣膜听诊区未闻及病理性杂音，腹软，无压痛、反跳痛，肌紧张，双下肢不肿，神经系统检查未见异常。

辅助检查：胃镜示贲门齿状线模糊，反流性食管炎。

西医诊断：反流性食管炎。

中医诊断：吞酸。

辨证：寒热错杂，肝脾不和。

治法：辛开苦降，调和肝脾。

处方：半夏泻心汤加减。

炒黄连 6g	干姜 6g	炒黄芩 10g	广木香 5g
紫苏梗 10g	乌贼骨 15	法半夏 9g	代赭石 10g
厚朴 10g	枳壳 10g	党参 10g	炙甘草 6g

7 剂，水煎服，日 1 剂。

二诊：2014 年 1 月 10 日。患者诉服药后反酸、呃逆症状减轻，仍有腹胀，纳呆，舌淡，苔薄黄，脉细。上方加莱菔子 10g，以消食导滞。7 剂，水煎服，日 1 剂。

三诊：2014 年 1 月 17 日。患者诉反酸、呃逆明显减轻，腹胀好转，纳少，二便调，舌淡，苔薄，脉细。以 1 月 10 日方继服 7 剂，病告痊愈。

按：半夏泻心汤方出汉代张仲景《伤寒论》："但满而不痛者，此为痞，柴胡不中与之，宜半夏泻心汤。"而《金匮要略·呕吐哕下利病脉证治》谓："呕而肠鸣，心下痞者，半夏泻心汤主之。"痞者，痞塞不通，心下即是胃脘，属脾胃病变。半夏泻心汤系调和寒热方。方中半夏、干姜辛温散寒化饮，散结除痞；黄芩、黄连与半夏、干姜配伍，寒热并用，辛开苦降，具有清热燥湿功效；党参、大枣、甘草益气补脾和中。故本方具有降逆、止呕、消痞之功。马万千在此基础上加乌贼骨以制酸，代赭石以降逆和胃，厚朴、枳壳理气降逆以促进胃与大肠蠕动，阻止胃酸反流。现代药理研究表明，紫苏梗等对胃肠平滑肌有一定兴奋作用，能增强平滑肌的蠕动功能。

马万千老中医认为，胃食管反流病除与肝、脾、胃相关外，与肺也有一定联系，患者可表现为反酸、胸胁胀痛、咳嗽、咯痰等症状，因肝气主升，肺气主降，以促进脾主运化和胃主受纳功能，从而使脾升胃降。脾为生痰之源，肺为贮痰之器，肝气不升，肺气失降，则痰气郁阻胸膈，上逆至咽喉。因此，可加用紫菀、杏仁降肺气来调畅气机，使脾气升，胃气降。

（邱新萍）

吞酸（二）

患者：张某，女，46 岁。

初诊：2019 年 12 月 26 日。

主诉：间断反酸半年。

现病史：患者近半年出现反酸，胃脘部不适，食后加重，伴腹胀，嗳气，时有恶心，二便可，舌暗，苔黄腻，脉滑。

既往史：否认糖尿病、高血压等病史，否认肝炎、结核、手术、外伤史。

过敏史：否认药物、食物过敏史。

查体：神清，语利，双肺呼吸音清，未闻及干湿啰音，心率72次/分，律齐，心脏各瓣膜听诊区未闻及病理性杂音，腹软无压痛、反跳痛，四肢肌力、肌张力可，神经系统检查未见异常。

辅助检查：无。

西医诊断：反流性食管炎。

中医诊断：吞酸。

辨证：肝胆湿热。

治法：清热燥湿和胃。

处方：半夏泻心汤加减。

干姜 3g	黄连 6g	黄芩 10g	党参 10g
炙甘草 6g	大枣 10g	香附 10g	砂仁 6g
竹茹 10g	法半夏 9g		

7剂，水煎服，日1剂，早晚温服。

二诊：2020年1月4日。患者服药后反酸、嗳气症状减轻，无腹胀恶心，继服前方14剂。

服药14剂后，患者反酸、嗳气症状缓解，予以停药。

按：吞酸病病位在食管，病机为脾胃虚弱，胃气上逆，与情志不遂、肝气不疏、饮食不节、劳倦过度等所致脾胃受损相关。马万千认为在治疗上需注重疏肝理气，和胃降逆。其根据多年临床经验，针对肝胆湿热型吞酸病运用半夏泻心汤治疗，疗效显著。肝胆湿热型吞酸病临床上可以从以下两方面辨别：①舌淡或暗，苔黄或兼腻，脉弦细；②临床表现为胃脘痞满、胸骨后疼痛、嘈杂反酸、恶心干呕、口干口苦、肢冷便溏、嗳气、纳呆等。

该患者表现为反酸，胃脘部不适，食后加重，伴腹胀，嗳气，时有恶心，二便可，舌暗，苔黄腻，脉弦细，均为肝胆湿热之症，马万千采用清热利湿和胃之法治疗。方中半夏散结除痞，又善降逆止呕；干姜温中散寒；黄芩、黄连泻热开痞；党参、大枣甘温益气，以补脾虚，与半夏配合，有升有降，以复脾胃升降之常；甘草补脾和中；加用香附理气调中，砂仁化湿醒脾，行气温中。全方寒热互用以和阴阳，苦辛并进以调升降，补泻兼施以顾虚实，使寒热得解，升降复常，则痞满呕痢自愈。

（赵海京）

吞酸（三）

患者：李某，男，47岁。

初诊：2018年7月6日。

主诉：间断反酸烧心1个月余。

现病史：患者近1个月来出现反酸烧心，饮酒后出现，午后及夜间卧位时加重，生气后反酸加重，伴胃脘不适，口苦，服用奥美拉唑肠溶片后可缓解，停药后反复，无胃胀胃痛，无恶心呕吐，纳可，失眠多梦，二便正常，舌暗红，苔黄，脉弦。

既往史：高血压病。

过敏史：否认药物、食物过敏史。

体格检查：神清，语利，肺部呼吸音清，未闻及干湿啰音，心率74次/

分，律齐，心脏各瓣膜听诊区未闻及病理性杂音，腹软，无压痛，无反跳痛，四肢肌力、肌张力可，神经系统检查未见异常。

辅助检查：胃镜检查示反流性食管炎。

西医诊断：反流性食管炎。

中医诊断：吞酸。

辨证：肝火犯胃。

治法：清泄肝火，降逆制酸。

处方：左金丸加减。

黄连 18g	吴茱萸 3g	黄芩 10g	姜半夏 9g
陈皮 10g	海螵蛸 30g	煅瓦楞子 30g	白芍 10g
柴胡 10g	牛膝 10g		

7 剂，水煎服，每日 1 剂，分 2 次服用，早晚温服。

二诊：2018 年 7 月 13 日。患者反酸烧心好转，烦躁易怒好转，仍生气后反酸加重，伴胃脘不适，口苦好转，舌暗红，苔黄，脉弦。继服前方 7 剂治疗。

三诊：2018 年 7 月 20 日。患者反酸烧心好转，烦躁易怒好转，无胃脘不适，口苦好转，舌暗红，苔黄，脉弦。继服前方 7 剂治疗。

四诊：2018 年 7 月 27 日。患者反酸烧心明显减轻，烦躁易怒好转，无胃脘不适，无口苦，舌暗红，苔黄，脉弦。继服前方 7 剂治疗。

按：反流性食管炎是由胃、十二指肠内容物反流入食管引起的食管炎症性病变。反流性食管炎可发生于任何年龄的人群，成人发病率随年龄增长而升高。中老年人及肥胖、吸烟、饮酒、精神压力大者是反流性食管炎的高发人群。马万千在临床上常用左金丸治疗。左金丸出自《丹溪心法》，为泻火剂，具有泻肝火、行湿、开痞结之功效。患者中年男性，长期情绪暴躁，烦躁易怒，肝气郁滞，肝火上炎，肝郁乘脾，脾胃升降失常，故见反酸，生气后加重；肝郁气滞，肝火上炎，故见口苦；其舌暗红，苔黄，脉弦，均为肝火犯胃之象。治予清泄肝火、降逆制酸之法，予左金丸加减。方中重用苦寒之黄连为君药，一则清心火以泻肝火，即所谓"实则泻其子"，肝火得清，自不横逆犯胃，二则清胃热，胃火降则其气自降，如此标本兼顾，对肝火犯胃之呕吐吞酸尤为适宜。吴茱萸辛苦而温，入肝、脾、胃、肾经，辛能入肝散肝郁，苦能降逆助黄连降逆止呕之功，温则佐制黄连之寒，使黄连无凉遏之弊，且能引领黄连入肝经，为佐药。二药辛开苦降，寒热并用，泻火而不凉遏，温通而不助热，使肝火得清，胃气得降，则吐酸自除，加海螵蛸、煅瓦楞子以制酸，白芍、柴胡疏以肝解郁，黄芩以清泄肝火，陈皮、法半夏以健脾理气，牛膝以引火下行。诸药合用，清肝泻火，健脾和胃，制酸降逆，诸症得愈。

（邹济源）

吞酸（四）

患者：李某某，男，54 岁。

初诊：2022 年 9 月 12 日。

主诉：反酸、烧心 1 个月余。

现病史：患者近 1 个月由于饮食不慎，烧心、反酸间断反复，时有嗳气，纳食可，大便调，舌淡红，苔薄白，脉沉。

既往史：否认慢性病史。

过敏史：否认药物、食物过敏史。

查体：心、肺、腹查体阴性。

辅助检查：无。

西医诊断：胃食管反流病。

中医诊断：吞酸。

辨证：胃气壅滞。

治法：理气和胃，降逆制酸。

处方：香苏散加减。

香附 10g	紫苏叶 10g	紫苏梗 10g	青皮 10g
陈皮 10g	生甘草 10g	厚朴 10g	法半夏 10g
生姜 10g			

7 剂，日 1 剂，水煎 2 次服。

二诊：2022 年 9 月 19 日。以上症状明显减轻，腹部微胀，矢气较少，大便调，唯服药后"心慌"，西药未服，舌脉同前。上方加石斛 30g，乌药 15g，百合 30g。

按：本病为西医之胃食管反流病，中医当属"吞酸"范畴，根据患者舌脉可辨为胃气壅滞证，治疗以理气和胃、降逆散结为原则。《四明心法·吞酸》："凡为吞酸，尽属肝木，曲直作酸也……盖寒则阳气不舒，气不舒则郁而为热，热则酸矣；然亦有不因寒而酸者，尽是木气郁甚，熏蒸湿土而成也。"故吞酸一证，与肝胃相关，治当从肝胃而论。方中香附、紫苏叶、陈皮、甘草合为香苏散，疏肝理气和中，则胃中郁热得散，肝气得疏；半夏、厚朴、紫苏叶、生姜又得半夏厚朴汤之意，四药辛苦合用，辛以行气散结，苦以燥湿降逆，使郁气得疏，痰涎得化，故嗳气可解。二诊时患者诸症明显减轻，偶有腹部微胀，故在前方基础上加用百合、乌药、石斛，以增行气之效。

（陈林）

胃痞（一）

患者：郭某，女，34 岁。

初诊：2017 年 6 月 12 日。

主诉：胃脘部胀满 1 个月余。

现病史：患者近 1 个月来出现胃脘胀满不适，进食后加重，伴反酸烧心，呃逆，烦躁易怒，每由情绪不佳诱发，寐欠佳，二便可，舌红，苔白，脉弦。

既往史：既往体健，否认肝炎、结核、手术、外伤等。

过敏史：否认药物、食物过敏史。

体格检查：神清，语利，肺部呼吸音清，未闻及干湿啰音，心率 67 次 / 分，律齐，心脏各瓣膜听诊区未闻及病理性杂音，腹软无压痛、反跳痛，四肢肌力、肌张力可，神经系统检查未见异常。

辅助检查：^{13}C 呼气试验示幽门螺杆菌阳性。

西医诊断：幽门螺杆菌感染。

中医诊断：胃痞。

辨证：肝胃不和。

治法：疏肝消痞，制酸安神。

处方：柴胡消痞汤。

北柴胡 12g	黄芩 10g	半夏 9g	生姜 10g
党参 10g	大枣 10g	炙甘草 10g	首乌藤 16g
酸枣仁 30g	海螵蛸 30g	煅瓦楞子 15g	

7 剂，水煎服，每日 1 剂，分 2 次服用，早晚温服。

二诊：2017 年 6 月 19 日。患者胃脘部胀满好转，进食后无加重，反酸烧心好转，仍呃逆，寐欠佳，二便可，舌红，苔白，脉弦。予前方加旋覆花 10g，赭石 30g。处方如下：

北柴胡 12g　　黄芩 10g　　　半夏 9g　　　生姜 10g

党参 10g　　　大枣 10g　　　炙甘草 10g　　首乌藤 16g

酸枣仁 30g　　海螵蛸 30g　　煅瓦楞子 15g　旋覆花 10g

赭石 30g

7 剂，水煎服，每日 1 剂，分 2 次服用，早晚温服。

三诊：2017 年 6 月 26 日。患者胃脘部胀满好转，进食后无加重，反酸烧心明显好转，呃逆明显好转，寐欠佳，二便可，舌红，苔白，脉弦。继服前方 7 剂治疗。

四诊：2017 年 7 月 3 日。患者胃脘部胀满明显好转，无反酸烧心，偶呃逆，寐欠佳，二便可，舌红，苔白，脉弦。继服前方 7 剂以巩固治疗。

患者服药治疗 1 个月后随访，胃胀未再复发，无反酸、呃逆症状，夜寐欠安时有发作，二便可。

按： 马万千名老中医总结多年临床经验，认为情志对疾病的影响甚大，肝疏泄功能的正常发挥与否，与情志因素直接相关。情志因素作用于脏腑，首先影响脏腑的气机升降，肝失疏泄使气机升降出入失常，不能行使正常功能，正如《素问·举痛论》中所说"怒则气上，喜则气缓，悲则气消，恐则气下，惊则气乱……思则气结"，可见肝主疏泄的功能，能调畅全身的气机，可以通利气血，对精神情志活动发挥着重要调节作用。肝脏是人体的一个重要脏腑，古人称其为五脏的"特使""将军之官"，《素问·六节藏象论》谓"凡十一脏皆取决于胆也"，说明少阳胆为脏腑生化的关键，而肝胆互为表里，所以肝在协调脏腑、生化气血、抵御外邪方面起着重要的作用。因此，马万千认为，人之所病，七情所伤者居多，而治疗情志病，首先应该治肝，肝的疏泄功能正常，则气血调和，百病不生。患者青年女性，烦躁易怒，怒则伤肝，肝失疏泄，郁而不解，横逆犯胃，胃失肃降，胃气上逆，而致呃逆，升降失常，故反酸烧心；胃不和则卧不安，故失眠；其舌红，苔白，脉弦，均为肝胃不和之象。治予柴胡消痞汤以疏肝消痞，并加制酸安神之品，使肝胃和，则诸症自消。方中柴胡疏肝解郁，为君药；黄芩和解清热，为臣药；半夏和胃降逆，配以生姜，以治呕逆不止，共为佐药；党参、大枣、甘草益气健脾养胃，亦为佐药；首乌藤、酸枣仁安神养心；海螵蛸、煅瓦楞子制酸。诸药合用，共奏疏肝消痞之效。

（邹济源）

胃痞（二）

患者：王某，女，45 岁。

初诊：2018 年 9 月 15 日。

主诉：胃脘胀满、疼痛，纳差半年。

现病史：患者半年来无明显诱因出现胃脘不适、胀满、疼痛，纳差，伴消瘦（体重减轻 2.5kg），乏力，无恶心呕吐，无反酸烧心，进食后胃痛加重，二便可，月经量少，有血块，舌暗红，少苔，脉细无力。

既往史：慢性胃炎 20 余年。

过敏史：否认药物、食物过敏史。

体格检查：神清，语利，肺部呼吸音清，未闻及干湿啰音，心率 64 次/分，律齐，心脏各瓣膜听诊区未闻及病理性杂音，腹软，中上腹轻压痛，无反跳痛，四肢肌力、肌张力可，神经系统检查未见异常。

辅助检查：胃镜示慢性萎缩性胃炎伴糜烂，病理示胃窦黏膜中度慢性炎，伴活动性，腺体轻度萎缩，轻度肠上皮化生。Hp（++）。腹部 CT 未见异常。

西医诊断：慢性萎缩性胃炎，幽门螺杆菌感染。

中医诊断：胃痞。

辨证：脾虚血瘀。

治法：益气健脾，活血化瘀。

处方：健脾化瘀汤。

黄芪 50g	党参 20g	当归 10g	白术 20g
枳壳 10g	厚朴 10g	茯苓 10g	三七粉 3g（冲服）
鸡内金 10g	炙甘草 10g		

7 剂，水煎服，每日 1 剂，分 2 次服用，早晚温服。

二诊：2018 年 9 月 22 日。患者仍胃胀，胃脘不适好转，疼痛好转，纳差好转，近 1 周无消瘦，乏力好转，进食甜食后出现反酸烧心，舌暗红，少苔，脉细无力。前方加海螵蛸以制酸，紫苏梗以理气，具体如下：

黄芪 50g	党参 20g	当归 10g	白术 20g
枳壳 10g	厚朴 10g	茯苓 10g	三七粉 3g（冲服）
鸡内金 10g	炙甘草 10g	海螵蛸 30g	紫苏梗 10g

7 剂，水煎服，每日 1 剂，分 2 次服用，早晚温服。

三诊：2018 年 9 月 29 日。患者胃胀好转，胃脘不适明显好转，无疼痛，纳可，乏力好转，反酸烧心减轻，月经血块减少，月经量较前增多，舌暗红，少苔，脉细无力。继服前方 7 剂治疗。

四诊：2018 年 10 月 6 日。患者胃胀好转，胃脘不适明显好转，无疼痛，纳可，乏力好转，无反酸烧心，舌暗红，少苔，脉细无力。处方如下：

黄芪 50g	党参 20g	当归 10g	白术 20g
枳壳 10g	厚朴 10g	茯苓 10g	三七粉 3g（冲服）
鸡内金 10g	炙甘草 10g	紫苏梗 10g	

7 剂，水煎服，每日 1 剂，分 2 次服用，早晚温服。

按：慢性萎缩性胃炎是临床常见病、疑难疾病，主要表现为上腹部的胀满、疼痛、嗳气、痞闷等，无明显特异性。马万千认为萎缩性胃炎需从虚、瘀论治。慢性萎缩性胃炎多见于长期脾胃虚弱的人群，以老年人居多，脾胃虚弱是慢性萎缩性胃炎的最根本内因。慢性萎缩性胃炎可因先天禀赋、饮食不节、情志失调、劳倦过度所致。慢性萎缩性胃炎的形成是一个长期的缓慢的过程，多有血瘀之证。该血瘀之证形成有多种因素：如情志失调，肝郁气滞，气滞不通，则瘀血阻滞。如寒邪凝滞，气血运行不畅，故成血瘀。如邪热伤胃，煎熬血络，血络失养，形成瘀血。因此慢性萎缩性胃炎在补虚的同时，也要注重活血化瘀治疗，能使气血生，瘀血除，去陈出新，使萎缩的胃黏膜得以新生。方中黄芪、党参益气补虚，为君药；茯苓、白术健脾祛湿，当归养血合营，三七活血化瘀，共为臣药；枳壳、厚朴理气消痞，鸡内金健脾养胃消食，共为佐药；炙甘草健脾和胃，调和诸药，为使药。

（邹济源）

胃痞（三）

患者：王某某，女性，27岁。

初诊：2013年10月25日。

主诉：胃脘部胀满1周。

现病史：患者诉1周前五明显诱因出现胃脘部胀满，夜间症状明显，伴口苦，呃逆，纳呆，眠安，小便调，大便不成形，黏滞，舌淡苔白，脉弦滑。

既往史：慢性浅表性胃炎病史2年，否认余病史。

过敏史：否认药物、食物过敏史。

体格检查：神清，语利，肺部呼吸音清，未闻及干湿性啰音，心率79次/分，律齐，各瓣膜听诊区未闻及病理性杂音，腹软无压痛、反跳痛，四肢肌力肌张力可，神经系统检查未见异常。

辅助检查：C^{13} 呼气试验（＋）。

西医诊断：幽门螺杆菌感染。

中医诊断：胃痞。

辨证：湿滞脾胃。

治法：清热利湿，芳香化浊。

处方：清利化浊方。

黄连 6g	黄芩 10g	苍术 10g	厚朴 10g
陈皮 10g	法半夏 9g	茯苓 10g	砂仁 9g
生姜 9g	薏苡仁 30g	炙甘草 6g	

7剂，水煎服，早晚温服。

二诊：2013年11月1日。患者诉服药后胃脘胀满症状减轻，呃逆症状消失，偶有反酸，口苦减轻，大便1日1～2次，仍感黏滞不爽，纳呆，舌淡，苔薄腻，脉细滑。上方加焦三仙以健脾开胃，行气消食。处方如下：

黄连 6g	黄芩 10g	苍术 10g	厚朴 10g
陈皮 10g	法半夏 9g	茯苓 10g	砂仁 9g
生姜 9g	薏苡仁 30g	炙甘草 6g	焦三仙（各）10g

7剂，水煎服，早晚温服。

三诊：2013年11月8日。患者诉服药后胃脘胀满症状减轻，呃逆、反酸症状消失，偶有口苦，大便1日1～2次，排便顺畅，纳食转可，舌淡，苔薄白，脉细略弦。效不更方，考虑可再服上方7剂后停药。

按：马万千根据多年临床经验，提出湿滞脾胃证是胃癌发生的主要病机之一。他认为饮食不节，过食肥甘厚腻、辛辣燥热之品均可导致脾主健运功能失职，精微不布；或六淫之湿侵入人体，亦可困脾，而嗜食生冷瓜果及茗茶、贪酒者，更易使水湿蓄于中州，而困脾土，蕴而生湿，郁久化热；而胃为府属阳，职司受纳，性喜润恶燥，脾胃同居中焦，湿热内蕴，中焦气机不利可造成脾为湿困、胃为热扰之证。

综上，马万千认为在胃癌的病机上，胃气不通为胃癌发生的病理基础，或因脾虚，或因湿热，或因肝郁，或因虚寒，或因阴虚，无论虚实，均可导致胃脘部胀满，进而出现各种症状。因此，在治疗上，马万千认为治疗胃癌应突出"消降通顺"的重要性，治法上，健脾益气、行气消滞为"消"，清热利湿、芳香化浊为"消"，疏肝理气、和胃止痛为"消"，温阳补中、行气化滞为"消"，柔肝化阴、理气和胃为"消"，以上均可体现"消"的作用。临床上根据患者临床表现，辨病与辨证相结合，多有验效。清利化浊方为马万千自拟治疗脾胃湿热所致胃胀、胃痛、腹胀、腹痛等病的重要方剂。此方取半夏泻心汤消痞清热利湿之意，弃温中补虚之药，专攻清热利湿、芳香化浊以恢复胃气通降。方中法半夏燥湿消痞，降逆止呕，为君药；黄连、黄芩苦寒燥湿清热，助半夏燥湿消痞，苍术、陈皮芳香燥湿，醒脾降气，助半夏燥湿行气，共为臣药；生姜为呕家圣药，降逆止呕温中，茯苓、薏苡仁健脾淡渗利湿，厚朴燥湿下气除满，砂仁芳香醒脾，化湿温中，诸药共为佐药；炙甘草调和诸药，为使药。

（刘畅）

胃痞（四）

患者：刘某某，女，49 岁。

初诊：2019 年 6 月 20 日。

主诉：胃脘部痞胀不舒半个月余。

现病史：胃脘部痞胀不舒伴有嗳气呃逆，反酸，头眩，口干苦，口渴但不思饮，胃纳一般，失眠，睡后梦多易醒，小便少，大便不通，2 日未行，苔白厚腻微黄，脉弦滑。

既往史：既往体健。

西医诊断：反酸。

中医诊断：胃痞。

辨证：肝气郁滞，湿浊中阻。

治法：疏肝解郁，温胃健脾祛湿。

处方：四逆散合平胃散化裁加减。

柴胡 15g	炒枳实 12g	炒白芍 12g	炙甘草 12g
茯苓 10g	炒苍术 15g	姜厚朴 10g	陈皮 9g
竹茹 10g	酸枣仁 10g	煅牡蛎 20g	煅龙骨 20g
熟大黄 6g	生姜 10g	大枣 10g	

5 剂，日 1 剂，分 3 次服。嘱忌油腻、辛辣。

二诊：2019 年 6 月 27 日。患者服上方 5 剂后胃脘部痞胀、嗳气、反酸、头眩、口苦均缓解大半，便已通畅，睡眠安好。前方减大黄，继服 5 剂。

三诊：2019 年 7 月 4 日。患者痞胀、反酸诸症均消失殆尽，饮食渐增，便调，以六君子丸善后调服。随访未见病情反复。

按：患者胃脘部痞胀不舒，嗳气，泛酸，头眩，口干苦，口渴不思饮，苔白厚腻，脉弦滑，便不通，诊为少阳经气不疏，肝气郁滞，湿浊中阻。马万千认为：治疗首先应祛湿健脾以祛邪，疏通湿阻，使气机调畅，继之以疏肝解郁为法，脾胃不舒，胆火上炎，扰动心神故导致失眠多梦易醒，治疗仿温胆之意，加竹茹、酸枣仁、龙骨、牡蛎，以清心潜阳，除烦安神，取得良好效果。

（张士华）

胃痞（五）

患者：石某，男，45岁。

初诊：2019年9月5日。

主诉：患者以胃脘痞闷不舒、腹胀半年余。

现病史：患者经胃镜等检查提示浅表性胃炎，服中西药治疗，未见好转，病情反反复复，稍饮食不慎，病情即加重。刻下症：上腹胀满不舒，食后不消化，呃逆，伴眩晕，脾气急躁，精神紧张，头顶发木，头部两侧太阳穴处及两胁胀、不痛，手心潮热，自感身重，无汗出，舌质淡胖，边有齿痕，苔白腻，脉细弦。

既往史：既往体健。

中医诊断：胃痞。

辨证：脾虚肝郁，湿浊中阻，气机郁滞。

治法：健脾化湿，疏肝理气。

处方：四逆散合平胃散加味。

柴胡 12g　　炒枳实 12g　　炒白芍 12g　　炙甘草 12g

茯苓 10g　　炒苍术 15g　　姜厚朴 10g　　陈皮 9g

川楝子 10g　　海螵蛸 15g　　吴茱萸 6g　　黄连 10g

生姜 10g　　大枣 10g

7 剂，每日 1 剂，分 3 次服。嘱忌寒凉、油腻、辛辣。

二诊：2019 年 9 月 12 日。患者服上方 7 剂后胃脘部痞胀，眩晕，头顶不适均缓解，两侧头部及两胁部胀减轻，便调。原方再服 5 剂。

三诊：2019 年 9 月 26 日。患者胃脘痞闷不舒、腹胀、呃逆、眩晕、头部两侧太阳穴处及两胁胀等症状基本消失，纳香，便调，继服参苓白术颗粒巩固疗效。嘱其调摄饮食及情志，随访 2 个月未见反复。

按： 患者胃脘痞闷不舒、腹胀呃逆伴眩晕，情绪烦躁，精神紧张，头顶发木，头部两侧太阳穴处及两胁胀、不痛，脉细弦，便黏滞等症属肝木盛克脾土之象，脾虚肝郁，湿浊中阻，气机郁滞，马万千治疗以健脾化湿、疏肝理气之法。

平胃散为燥湿和胃剂，出自《太平惠民和剂局方》，以燥湿运脾，行气和胃为功，为治疗湿滞脾胃之主方。方中苍术苦温性燥，善除湿运脾；厚朴，行气化湿，消胀除满；陈皮，理气化滞；生姜，散水气；甘草、大枣，补中健脾，甘缓和中，调和脾胃。诸药相合，湿浊得化，气机调畅，胃气和降，脾胃复健。

四逆散为调和肝脾剂，出自《伤寒论》，以透邪解郁、疏肝理脾为用。其治疗脾气素虚，为邪气传入少阴，抑遏阳气，阳郁不伸，所致气机不利、四肢厥逆等症。方中炙甘草甘温益气以健脾，柴胡透邪升阳以疏郁，枳实下气破结，与柴胡合而升降调气，芍药益阴养血，与柴胡合而疏肝理脾，四味互配，使邪去郁解，气血调畅，清阳得伸。

马万千认为，腑以通调为顺，邪气盘踞于中，阻其下降之气，胃虽自欲下降而不能，故通气，散胃结，救治胃阴，下气除胀破结。积滞内阻，腑气不通，故二方中厚朴、枳实行承气之义，行气散结，消痞除满，每于临诊，均能收到良好疗效。

（张士华）

胃痞（六）

患者：宁某某，女，60岁。

初诊：2022年7月11日。

主诉：反复胃脘胀满不适1个月余。

现病史：近1个月反复胃脘胀满，饭后胀，反酸，时有嗳气、肠鸣，胃胀时常及胸胁部，大便调，睡眠尚可，时伴焦虑，舌淡红，苔薄白，脉沉细。

既往史：否认慢性病史。

过敏史：否认。

查体：心、肺、腹查体阴性。

辅助检查：2021年1月胃镜检查示胃窦隆起，经某肿瘤医院（肿瘤）病理会诊，诊为中度异性增生。

西医诊断：慢性胃炎。

中医诊断：胃痞。

辨证：肝胃不和。

治法：疏肝和胃，理气止痛。

处方：四逆散合小柴胡汤、桂枝甘草龙骨牡蛎汤加减。

柴胡 10g	枳壳 10g	白芍 20g	炙甘草 10g
香附 10g	郁金 10g	姜黄 10g	川芎 10g
浙贝母 10g	太子参 30g	生姜 10g	法半夏 10g

海螵蛸 30g　　紫苏叶 10g　　紫苏梗 10g　　橘络 10g

茜草 10g　　桂枝 10g　　生龙骨 30g　　生牡蛎 30g

焦三仙 30g　　鸡内金 15g

7 剂，日 1 剂，水煎，分 2 次服。

二诊：2022 年 7 月 18 日。患者症状已明显减轻，反酸消失，胸脘胁胀痛减轻，唯气短、乏力，活动后胃痛、心悸，舌脉同前。上方加生黄芪 30g，红景天 20g，五味子 10g。

按：患者主诉胃脘胀满不适，伴有反酸、嗳气，结合舌脉之象，中医辨证为肝胃不和证，投以四逆散合小柴胡汤、桂枝甘草龙骨牡蛎汤加减。方中柴胡、枳壳、白芍、炙甘草合为四逆散，以疏肝解郁，调和肝脾，芍药与柴胡相配，一升一敛，使郁热透解而不伤阴；太子参、柴胡、法半夏、炙甘草、生姜又予以小柴胡汤之意，和解少阳，和胃降逆；桂枝、炙甘草、生龙骨、生牡蛎合为桂枝甘草龙骨牡蛎汤，以安神镇惊。二诊时患者诸症明显减轻，唯气短、乏力明显，故在原方基础上加黄芪、红景天、五味子以益气固表，服药 7 剂后患者气短、乏力感基本消失。

（陈林）

胃痞（七）

患者：管某某，男，29 岁。

初诊：2022 年 10 月 21 日。

主诉：反复上腹部胀满不适 1 年余。

现病史：头晕，晨起明显，胸闷气短，稍食即饱，餐后胃胀，便意频，每日 4～5 次，经常"上火"，唇周起疮或口腔溃疡，性情急躁，容易胃胀，睡眠可，乏力，舌胖、有齿痕，苔薄白，脉弦细。

既往史：否认慢性病史。

过敏史：否认。

查体：心、肺、腹查体阴性。

辅助检查：无。

西医诊断：消化不良。

中医诊断：胃痞病。

辨证：肝胃不和。

治法：疏肝理气，和胃消痞。

处方：小柴胡汤合四逆散加减。

柴胡 10g	黄芩 10g	生姜 10g	清半夏 10g
太子参 15g	生甘草 10g	大枣 10g	黄连 6g
木香 10g	百合 30g	乌药 15g	石斛 15g
北沙参 15g	枳壳 10g	白芍 24g	青皮 10g
陈皮 10g			

7 剂，日 1 剂，水煎，分 2 次服。

二诊：2022 年 10 月 28 日。服上药 7 剂，诸症减轻，仍有"上火"症状，口腔溃疡已消失，舌脉同前。上方加香附 10g，五味子 10g。

按：患者青年男性，头晕，晨起明显，胸闷气短，经常"上火"，唇周起疮或口腔溃疡，性情急躁等症状是肝气不能条达，气郁化火所致；稍食即饱，餐后胃胀，便意频，每日如厕 4～5 次，乏力等症状是肝气郁滞，不能正常助运脾胃，脾胃功能失常所致。结合舌胖、有齿痕，苔薄白，脉弦细，诊为肝胃不和，以小柴胡汤合四逆散加味以散郁补脾和胃，百合、石斛、沙参、青皮等以滋阴降火。复诊患者诸症减轻，仍有"上火"症状，加香附、五味子以助散气郁、敛浮火。

（陈林）

腹痛（一）

患者：倪某，女，73岁。

初诊：2017年10月13日。

主诉：腹痛1年余，加重1周。

现病史：患者近1年来出现腹痛，以脐周及下腹疼痛为主，伴腹胀满，泛吐清涎，纳差，进食生冷寒凉食物后加重，得温痛减，伴大便稀溏，1日2～3次，小便可。近1周天气转凉后加重，伴腹胀纳差，舌淡、胖大有齿痕，苔白，脉沉无力。

既往史：高血压病、糖尿病、冠心病、脑梗死。

过敏史：否认药物、食物过敏史。

体格检查：神清、语利，肺部呼吸音清，未闻及干湿啰音，心率72次/分，律齐，心脏各瓣膜听诊区未闻及病理性杂音，腹软，中上腹轻压痛，无反跳痛，四肢肌力、肌张力可，神经系统检查未见异常。

辅助检查：上下腹部＋盆腔CT未见异常。

西医诊断：腹痛待查，胃肠功能紊乱。

中医诊断：腹痛。

辨证：脾胃虚寒。

治法：健脾温阳理气。

处方：温脾理气汤。

党参 20g	干姜 9g	炒白术 10g	香附 10g
荜茇 9g	厚朴 6g	紫苏梗 10g	焦神曲 10g
鸡内金 10g	甘草 3g		

7 剂，水煎服，每日 1 剂，分 2 次服用，早晚温服。

二诊：2017 年 10 月 20 日。患者腹痛好转，仍腹胀满，泛吐清涎，纳差好转，大便稀溏，1 日 2～3 次，舌淡、胖大有齿痕，苔白，脉沉无力。继服前方 7 剂治疗。

三诊：2017 年 10 月 27 日。患者腹痛好转，腹胀满好转，无泛吐清涎，纳差好转，大便稀溏，1 日 1～2 次，舌淡、胖大有齿痕，苔白，脉沉无力。继服前方 7 剂治疗。

四诊：2017 年 11 月 3 日。患者腹痛好转，腹胀满好转，无泛吐清涎，纳差好转，大便稀溏明显减轻,1 日 1 次，舌淡、胖大有齿痕，苔白，脉沉无力。继服前方 7 剂治疗。

按： 脾胃虚寒之腹痛常在冬春季节发病，发病人群为体弱者，以女性及老年人居多，多因饮食失调、过食生冷、劳倦过度，或久病，或忧思伤脾等所致，与先天禀赋及饮食运动，得病日久、中气损伤等因素有关。《济生方·脾胃虚寒论治》："夫脾者，足太阴之经，位居中央，属乎戊己土，主于中州，候身肌肉，与足阳明胃之经相为表里。表里温和，水谷易于腐熟，运化精微，灌溉诸经。若饮食不节，或伤生冷，或思虑过度，冲和失布，因其虚实，由是寒热见焉。方其虚也，虚则生寒，寒则四肢不举，食欲不化，喜噫吞酸，或食即呕吐，或卒食不下，腹痛肠鸣，时自溏泄，四肢沉重，举多思虑，不欲闻人声，梦见饮食不足，脉来沉细软弱者，皆虚寒之候也。"

脾阳虚证可见纳呆腹胀，脘腹痛而喜温喜按，口淡不渴，四肢不温，大便稀溏，或四肢浮肿，畏寒喜暖，小便清长或不利，妇女白带清稀而多，舌淡胖嫩，舌苔白润，脉沉迟等。胃阳虚常因天气变冷、感寒食冷品而引发疼痛，疼痛时伴有胃部寒凉感，得温症状减轻。胃痛隐隐，绵绵不休，冷痛不适，喜温喜按，空腹痛甚，得食则缓，劳累或食冷或受凉后疼痛发作或加重，泛吐清水，食少，神疲乏力，手足不温，大便溏薄，舌淡，苔白，脉虚弱。胃阳虚证以胃失和降症状及阳虚证表现为辨证要点，脾阳虚证则以脾虚失运见症和虚寒证表现为辨证要点。马万千认为在治疗上以温脾健运为主，温脾常用干姜、吴茱萸，健运常用鸡内金、神曲。该类患者多中气不足，在温脾健运的同时应注意健脾补气，以六君子汤、归脾汤为代表。本案患者疼痛以脐周及下腹痛为主，故诊断为腹痛。其泛吐清水，进食生冷寒凉加重，得温痛减，均为虚寒之象，脾胃虚寒，运化失司，故纳差，寒凝不通，气机不畅，故腹胀满，纵观患者舌苔脉象，中医辨为脾胃虚寒之腹痛，治予健脾温阳理气之法。党参益气健脾，白术健脾燥湿，干姜温胃散寒，甘草和中补脾，紫苏梗理气宽中，香附、厚朴健脾理气，荜茇温阳健脾消食止泻，焦神曲、鸡内金健脾消食。全方共奏温阳健脾、理气化滞的功效。

（邹济源）

腹痛（二）

患者：谌某，女，34岁。

初诊：2022年8月20日。

主诉：反复上腹痛1年余。

现病史：近1年反复上腹部疼痛，呈持续性，连及左下腹，服用泮托拉唑后可缓解，无烧心，反酸，纳食减少，大便调，余无特殊不适，舌淡红，苔稍黄，脉弦细。

既往史：否认慢性病史。

过敏史：否认。

查体：心、肺、腹查体阴性。

辅助检查：2022 年 8 月于当地医院胃镜检查示十二指肠球炎。

西医诊断：慢性胃炎。

中医诊断：腹痛。

辨证：脾胃湿热。

治法：清热燥湿，理气健脾。

处方：黄连温胆汤加减。

黄连 10g	青皮 10g	陈皮 10g	清半夏 10g
茯苓 15g	生甘草 10g	枳壳 10g	竹茹 15g
延胡索粉 10g	川楝子 10g	生姜 10g	浙贝母 15g

海螵蛸 30g

7 剂，日 1 剂，水煎，分 2 次服。

二诊：2022 年 8 月 27 日。患者上腹痛已消失，偶因饮食不适出现反酸，余无特殊，纳食多，便调，舌脉同前。上方去延胡索粉，加炒白术 10g，荷叶 10g，柴胡 10g，黄芩 10g。

按：初诊时根据患者临床表现及舌苔脉象，诊断为腹痛之脾胃湿热型，治以清热燥湿、理气健脾、和胃利胆为原则，予黄连温胆汤加减治疗。方中半夏为君，燥湿化痰，降气和胃；竹茹为臣，清胆和胃；佐以枳壳、陈皮、青皮理气化痰，气顺则痰自消；茯苓健脾利湿，湿去则痰不生；使以甘草益脾和中，调和诸药；煎加生姜，和脾胃而兼制半夏之毒；

加黄连、浙贝母以加强清热之功；加延胡索、川楝子以行气止痛。诸药合用，共奏清热化痰、和中止痛之效。二诊时患者上腹痛已基本消失，故继续予原方加减，疗效甚佳。

（陈林）

呕吐（一）

患者：孔某某，男，67 岁。

初诊：2019 年 9 月 16 日。

主诉：晨起恶心，饮水即吐 2 个月。

现病史：患者 2 个月来经常出现恶心欲呕，口干、口渴，饮水即吐现象，尤其晨起明显，外院诊断为神经性呕吐，予和胃降逆止呕之剂均无明显改善。刻下症：身体消瘦，自觉有气从少腹上冲胸，胸闷灼热，随之呕吐，2 个月来不能进食，所吐皆痰涎黏液，伴恶寒，手足厥冷，舌质淡，苔白腻，脉沉细。

既往史：慢性浅表性胃炎病史 1 年，高血压病史 10 余年，否认冠心病、糖尿病病史，否认肝炎、结核、手术、外伤等。

过敏史：否认药物、食物过敏史。

体格检查：神清，语利，肺部呼吸音清，未闻及干湿啰音，心率 82 次 / 分，律齐，心脏各瓣膜听诊区未闻及病理性杂音，腹软无压痛、反跳痛，四肢肌力、肌张力可，神经系统检查未见异常。

辅助检查：无。

西医诊断：神经性呕吐。

中医诊断：呕吐。

辨证：脾胃升降失调，肝热肾寒。

治法：调节脾胃，清肝温肾。

处方：乌梅丸加半夏汤。

乌梅 20g	细辛 5g	桂枝 15g	人参 15g（单煎）
淡附片 10g（先煎）	花椒 10g	干姜 10g	黄连 10g
黄柏 10g	当归 15g	法半夏 15g	

7 剂，水煎服，日 1 剂。

二诊：患者服上方 7 剂后气上冲胸症消，未出现呕吐，能少量进食，精神略振，手足转温，仍小有恶寒，痰多、咯即恶心，头痛，胃脘不适，舌苔白，舌尖赤，脉沉细。此为相火渐敛，肝气平，肾阳渐复，脾胃得和，已见效。上方加瓜蒌仁 15g，茯苓 15g，麦冬 15g。7 剂，水煎服，日 1 剂。

三诊：患者服上方后呕吐消失，手足已温，可适量进食，痰减少，胃脘部舒适，精神好，舌苔薄白，脉沉。继服上方 14 剂。

按：马万千认为患者呕吐口渴，气上冲胸，咯痰涎，恶寒，手足逆冷，苔白腻，脉沉细。综合分析，当属足厥阴肝经证。《伤寒论》："厥阴之为病，消渴，气上冲心，心中疼热，饥而不欲食，食则吐蛔，下之利不止。"《内经》谓："厥阴之上，风气主之，中见少阳。"少阳者，肝中所寄相火也，相火亢奋，挟肝气上冲，故见消渴，气上冲心，胸中痛且热。肝失疏泄，气上冲逆则呕吐不止；肝肾相连，肾阳衰微则手足厥冷而恶寒，故而出现肝热肾寒，脾胃升降失调、寒热错杂之证。马万千应用乌梅丸汤剂加半夏方抑肝清热，方中乌梅为君药，与黄连、黄柏、花椒、干姜、桂枝、附子合用，酸敛辛散苦降并调，抑肝清热，温助脾肾之阳以祛寒；人参补气，当归养血，使气血充足，以御外邪；半夏降逆止呕。诸药合用，使肝之疏泄条达复常，抑肝实，和脾胃，温肾阳，用苦以降之，辛以温之，酸敛、辛开、苦降融于一方，寒热平调，故能收效。

（左瑞菊）

呕吐（二）

患者：刘某某，女，15 岁。

初诊：2022 年 11 月 14 日。

主诉：反复呕吐 1 周。

现病史：患者 2021 年 10 月至 2022 年 3 月间，持续发热，37.5℃～38.5℃，曾进行各项检查，未见异常，最后考虑为青春期发热，停用各种药物 2 个月后发热停止。1 周前无明显原因上吐下泻，目前腹泻已停止，但仍呕吐，伴腹胀痛，大便通畅，舌淡红，苔薄白，脉濡。

既往史：否认慢性病史。

过敏史：否认。

查体：心、肺、腹查体阴性。

辅助检查：无。

西医诊断：呕吐。

中医诊断：呕吐。

辨证：脾虚气逆。

治法：益气健脾，降逆止呕。

处方：小柴胡汤加减。

柴胡 10g	黄芩 10g	生姜 10g	法半夏 10g
紫苏叶 10g	太子参 20g	生甘草 10g	大枣 10g
旋覆花 10g	生赭石 15g	乌贼骨 30g	黄连 6g

7剂，日1剂，水煎，分2次服。

二诊：2022年11月21日。上药进7剂，呕吐明显减轻，近来胃痛较明显，伴反酸，食后腹胀，大便调，舌脉同前。上方加吴茱萸3g。

三诊：2022年11月28日。患者3天来未再呕吐，仍胃痛，纳可，大便调，舌淡红，舌尖瘀斑，苔黄白，脉同前。上方加延胡索10g，川楝子6g。

四诊：2022年12月5日。患者本周来无呕吐，胃痛消失，仍有胃胀，食后甚，纳可，大便调，舌脉同前。处方如下：

柴胡10g	黄芩10g	法半夏10g	紫苏叶10g
太子参20g	生甘草10g	旋覆花10g	黄连6g
木香10g	砂仁6g	炒白术15g	茯苓10g
陈皮10g	焦三仙30g		

7剂，日1剂，水煎，分2次服。

按： 胃主受纳和腐熟水谷，其气主降，以下行为顺，若邪气犯胃，或胃虚失和，气逆而上，则发生呕吐。《圣济总录·呕吐》曰："呕吐者，胃气上逆而不下也。"患者就诊前曾持续发热，经西医治疗后发热停止，转而出现呕吐症状，《伤寒论》少阳病篇曰："呕而发热者，小柴胡汤主之。"故投以小柴胡汤加减治疗。少阳经病证表现为三焦经以及胆经的病证，邪不在表，也不在里，汗、吐、下三法均不适宜，只有采用和解方法。本方中柴胡透解邪热，疏达经气；黄芩、黄连清泄邪热；法半夏、旋覆花、生赭石和胃降逆；太子参、生甘草扶助正气，抵抗病邪；生姜、大枣和胃气，以生津。诸药同施，可使邪气得解，少阳得和，上焦得通，津液得下，胃气得和，有汗出热解之功效。二诊时呕吐已明显减轻，三诊、四诊时诉呕吐未犯，效果甚佳。

（陈林）

口　辣

患者：李某某，女，71 岁。

初诊：2013 年 11 月 12 日。（发病节气：立冬后 5 天）

主诉：口辣伴牙痛 1 周。

现病史：患者诉 1 周前无明显诱因出现口辣症状，伴牙痛，口苦，口干，小便黄，大便干，2～3 日 1 次，舌淡红，苔薄，脉细数。

既往史：高血压病史 30 余年。

过敏史：否认药物、食物过敏史，否认肝炎、结核、手术、外伤等。

体格检查：神清、语利，肺部呼吸音清，未闻及干湿啰音，心率 90 次 / 分，律齐，心脏各瓣膜听诊区未闻及病理性杂音，神经系统检查阴性，牙龈肿、充血。

辅助检查：血常规正常，尿常规正常。

西医诊断：牙痛。

中医诊断：口辣，牙痛。

辨证：胃火炽盛。

西医诊断：牙周炎。

治法：清热泻火。

处方：清胃散加减。

升麻 6g	黄连 9g	当归 10g	生地黄 20g
牡丹皮 10g	石膏 30g	黄芩 10g	桑白皮 10g
枇杷叶 10g	红花 20g	连翘 20g	白芷 6g
牛膝 10g			

7 剂，水煎服，日 1 剂。

二诊：2013 年 11 月 19 日。患者诉服药后仍口辣，牙痛减轻，口苦，舌淡红, 苔薄, 脉细。继予前方 7 剂, 水煎服, 早晚温服。

三诊: 2013 年 11 月 26 日。患者诉服药后口辣好转, 牙痛症状消失, 无口苦, 小便不黄, 大便干好转, 1～2 天 1 次, 舌淡红, 苔薄, 脉细。方药如下:

升麻 6g	黄连 6g	当归 10g	生地黄 20g
牡丹皮 10g	石膏 30g	黄芩 10g	桑白皮 10g
枇杷叶 10g	红花 20g	地骨皮 10g	甘草 6g

7 剂, 水煎服, 日 1 剂。

按: 足阳明胃经循经入上齿龈, 环唇挟口, 胃火炽盛, 则齿龈肿痛。舌为胃之外候, 胃火盛则上炎于舌, 胃火上炎而舌有火辣样感觉。手阳明大肠热盛, 故大便燥结。马万千在清胃散中加用生石膏以清热生津, 加用牛膝以导血热下行。清胃散方中黄连泻心火、脾火, 脾与胃相表里, 当归和血, 生地黄、牡丹皮凉血, 以养阴而退阳, 石膏泻阳明之大热, 升麻升阳明之清阳, 清开热降, 则热消而痛止, 加桑白皮泻肺热, 枇杷叶润肺, 金银花、连翘清热解毒, 全方共奏清胃火、泻热止痛的功效。

马万千认为, 口辣是一种自觉口味异常的症状。舌为胃之外候, 故其以足阳明经胃火炽盛为主, 但也与足少阴肾经有关。足少阴肾经循行"从肾, 上贯肝、膈, 入肺中, 循喉咙, 挟舌本"。故足少阴肾经不足, 舌本失养, 亦会出现口辣伴口干症状。因此, 口辣的治疗, 在清胃热的同时, 可加入玄参、生地黄以滋肾阴、降火。

(邱新萍)

口 苦

患者：许某某，女，67 岁。

初诊：2020 年 7 月 21 日。

主诉：口干、口苦 20 余年。

现病史：患者 20 余年来口干、口苦，汗出，视物昏花，纳可，眠可，小便可，大便不成形，舌红，苔薄白，脉沉细。

既往史：否认高血压、糖尿病病史。

过敏史：否认。

体格检查：神清语利，步入门诊。

辅助检查：无。

西医诊断：慢性胃炎。

中医诊断：口苦。

辨证：上热下寒。

治法：清上温下。

处方：乌梅丸加减。

乌梅 10g	黄连 15g	黄柏 10g	党参 10g
细辛 3g	干姜 6g	当归 10g	淡附片 6g
花椒 10g	桂枝 10g	牡丹皮 10g	薏苡仁 30g
茯苓 10g	泽泻 10g		

7 剂，日 1 剂，水煎，分 2 次服。

二诊：2020 年 7 月 28 日。患者诉大便好转，仍有口苦，汗多。调整处方，改为清利化浊方，组方如下：

黄连 10g	半夏 9g	陈皮 10g	黄芩 10g
茵陈 20g	佩兰 10g	防风 10g	枳壳 10g

薄荷 10g　　草豆蔻 6g　　茯苓 20g　　　石膏 30g

知母 10g

7剂，日1剂，水煎，分2次服。

按： 患者以口干、口苦为主诉，伴有大便不成形，马万千辨证为上热下寒，选用乌梅丸为主方。乌梅丸是张仲景《伤寒论》中的方子，它主要用于治疗蛔厥、久痢等病证。乌梅丸辛开苦降，酸甘化阴，既可以清上又可以温下，能治疗上热下寒，阴阳失调。方中重用乌梅，辅以白芍、甘草以酸甘化阴，以节制虚火之上炎，再加上黄连清上，桂枝、附子、干姜、花椒以温下，党参健脾，当归养血，黄柏清相火。其中乌梅、细辛一收一散，黄连、花椒一清一温，是疏肝温脾、清上温下配伍得当的绝妙之方。

二诊时，患者大便已明显好转，马万千将乌梅丸换为清利化浊方，治疗患者口苦的湿热之症。清利化浊方是马万千治疗脾胃湿热的自拟方，方中黄芩、黄连清上、中二焦热邪，茵陈清热利湿，半夏、陈皮燥湿化痰，薄荷清疏胃热，佩兰芳化脾湿，防风除湿止痛（因"风能胜湿"），草豆蔻健脾燥湿行气，枳壳理气宽中消胀。在此方基础上加石膏、知母以清热滋阴。

（孙颂歌）

口疮（一）

患者： 赵某某，男，62岁。

初诊： 2014年4月20日。

主诉：口腔溃疡反复发作8个月。

现病史：患者8个月前无明显诱因出现口腔溃疡反复发作，平均每2个月发作1次，每次持续20天左右，伴面色潮红，周身乏力，口干，但口渴不明显。曾口服多种中西药物，效果不明显，口腔溃疡仍反复发作。刻下症：口腔溃疡，周身乏力，胁胀，口干，面色潮红，纳可眠安，二便调，舌红，少苔，少津，脉弦细。

既往史：否认相关病史。

过敏史：否认药物、食物过敏史。

体格检查：神清、语利，双肺部呼吸音清，心率76次/分，律齐，心脏各瓣膜听诊区未闻及病理性杂音，腹软无压痛、反跳痛，神经系统查体（－）。

辅助检查：无。

西医诊断：口腔溃疡。

中医诊断：口疮。

辨证：阴虚火旺。

治法：养阴清热。

处方：一贯煎加减。

当归20g	北沙参10g	枸杞子10g	麦冬10g
生地黄10g	川楝子10g	太子参10g	五味子6g
川牛膝10g	通草10g	黄连6g	

7剂，中药颗粒冲服，日1剂。

二诊：2014年4月27日。患者诉口腔溃疡明显好转，较小的溃疡已愈合，较大的溃疡已明显变小，面色潮红、乏力、胁胀症状减轻，纳可眠安，二便调，舌红，苔白，脉弦细。效不更方，继以前方7剂口服。

三诊：2014年5月4日。患者诉口腔溃疡已消失，面色潮红、乏力、胁胀亦不明显，纳眠可，二便调，舌淡红，苔白，脉略弦。嘱患者继服7剂巩固疗效后可停服。此后随访3个月未复发。

按：马万千对本病的诊治重在谨察寒热虚实，辨证论治，强调诊治本病时，要以整体观细察病因和病位，着重询问患者的发病原因、病程长短、饮食喜恶、禀赋体质、嗜好习俗等。既要注意观察局部情况，如疮疡的颜色、溃疡的深浅、溃疡周边的分泌物、口中的气味、舌质舌苔等，也要重视其睡眠、大便、情绪、月经等情况。一贯煎是马万千治疗肝胃阴虚所致疾病的常用方剂。方中生地黄凉血养血滋阴，当归性温，养血滋阴，两药寒热并用，养血滋阴，共为君药；太子参、北沙参、麦冬养阴生津，滋养肺胃之阴，扶土抑木，五味子、枸杞子滋阴柔肝，五药共为臣药；黄连燥湿清热，防养阴药物滋腻碍胃，通草清热通降利水，牛膝补肝肾兼活血化瘀，川楝子疏肝泻热，理气止痛，四药共用，使肝恢复条达之性。马万千十分注重将疮疡、舌质舌苔和脉象三者结合起来以辨病之所属证型，在治疗上注意脏腑功能的平衡，如口疮口中灼热，手足心热，腰膝酸软，脉沉细而舌红苔少，治疗以滋补肝肾、养阴清热为主，常用生地黄、熟地黄、黄芩、麦冬、墨旱莲、山茱萸、牡丹皮、茯苓、泽兰、女贞子等药物；若口疮伴口干、咽干，心烦易怒，胸胁胀满，便干，舌边红，苔薄黄，脉弦滑，此为肝经湿热，治以清泄肝经湿热为主，常用龙胆、夏枯草、黄芩、栀子、郁金、柴胡、香附、通草等。

（刘畅）

口疮（二）

患者：罗某，男，43岁。

初诊：2018 年 3 月。

主诉：反复口腔溃疡发作 10 年。

现病史：患者近 10 年来反复口腔溃疡，每月反复发作一两次，曾就诊中西医，服药治疗均无明显缓解。此次 3 天前出现口腔溃疡，于右下牙龈内里处有一手指甲盖大小溃疡，色红，上有白色溃烂黏膜，口内灼热疼痛明显，影响进食，伴颌下淋巴结肿大，头晕乏力，胃脘部痞满，咽干不欲饮，小便灼热色黄，大便不成形，舌暗红，苔薄白，脉细弦。

既往史：慢性浅表性胃炎病史 1 年，否认高血压、冠心病、糖尿病病史，否认肝炎、结核、手术、外伤等。

过敏史：否认药物、食物过敏史。

体格检查：神清、语利，肺部呼吸音清，未闻及干湿啰音，心率 82 次 / 分，律齐，心脏各瓣膜听诊区未闻及病理性杂音，腹软无压痛、反跳痛，四肢肌力、肌张力可，神经系统检查未见异常。

辅助检查：血常规未见异常。

西医诊断：复发型口疮。

中医诊断：口疮。

辨证：胃气虚弱，上火下寒。

治法：益气和胃，清火温里。

处方：甘草泻心汤加减。

| 甘草 30g | 黄连 6g | 黄芩 15g | 党参 30g |
| 干姜 10g | 法半夏 24g | 大枣 15g | 生石膏 45g |

阿胶 10g（烊化）

7 剂，水煎服，日 1 剂。

二诊：服后口腔溃疡痊愈且大便成形，继服上方 7 剂以巩固疗效。

按：马万千认为患者口腔溃疡，是膀胱移热于小肠，扁肠不便，上为口糜，乃心脾二经蒸热深也，故出现口腔溃疡，头晕，咽干，小便灼热。患者病程日久，数用苦寒除热之剂，伴有头晕、脘痞等症，为饮留邪聚，提示胃气不振，中气不足，故为上热下寒之证。故方用甘草泻心汤加味以益气和胃，清火温里。方中大量甘草缓急安中；半夏、干姜祛饮和胃；党参、大枣补中健胃除痞满；黄连、黄芩清上热；因其标热也重，故加入生石膏以清热；因其阴伤而虚，故加入阿胶养阴生津。方药对证，故而有效。

（左瑞菊）

口疮（三）

患者：桑某某，女，73 岁。

初诊：2021 年 4 月 23 日。

主诉：口腔溃疡半年。

现病史：患者诉半年前出现口腔溃疡，伴便秘，夜间口渴，偶有口苦，五心烦热，偶有怕冷，未规律服药。刻下症：口腔溃疡，夜间口渴，口苦，五心烦热，失眠，便秘，小便黄，偶有腰酸，舌红，苔薄腻，脉弦滑。

既往史：脂肪肝病史 1 年，否认高血压、冠心病、糖尿病病史，否认肝炎、结核、手术、外伤等。

过敏史：否认药物、食物过敏史。

体格检查：神清、语利，肺部呼吸音清，未闻及干湿啰音，心率 71 次 / 分，律齐，心脏各瓣膜听诊区未闻及病理性杂音，腹软无压痛、反跳痛，四肢肌力、肌张力可，神经系统检查未见异常。

辅助检查：血常规未见明显异常。

西医诊断：口腔溃疡。

中医诊断：口疮。

辨证：湿热胃滞，兼有阴虚。

治法：清热利湿，兼滋肾阴。

处方：清胃散加减。

黄连 10g	生地黄 20g	升麻 6g	牡丹皮 10g
生石膏 30g	当归 10g	佩兰 10g	连翘 10g
知母 10g	黄柏 10g	炒酸枣仁 10g	柏子仁 10g

7 剂，水煎服，早晚温服。

二诊：2021 年 4 月 30 日。患者诉服药后大便通畅，五心烦热好转，口腔溃疡面有所减少，偶有牙痛，舌红，苔薄腻，脉细弦滑。前方加白芷，作为阳明经引经药除阳明之余邪。处方如下：

黄连 10g	生地黄 20g	升麻 6g	牡丹皮 10g
生石膏 30g	当归 10g	佩兰 10g	连翘 10g
知母 10g	黄柏 10g	炒酸枣仁 10g	柏子仁 10g
白芷 10g			

7 剂，水煎服，早晚温服。

三诊：2021 年 5 月 7 日。患者诉服药后口腔溃疡面进一步缩小，大便通畅，无口渴口苦，自诉乏力，盗汗，尿频，舌红，苔少，脉细。考虑患者湿热已除大半，而阴虚之象已现，改投知柏地黄丸合滋肾通关丸，14 剂，以巩固疗效。

熟地黄 24g	山药 12g	牡丹皮 10g	茯苓 10g
泽泻 10g	酒山茱萸 12g	女贞子 20g	墨旱莲 10g
芡实 10g	金樱子 10g	知母 10g	盐黄柏 10g

桂枝 10g 　　炙黄芪 30g 　　白芷 10g

14 剂，水煎服，早晚温服。

患者服药治疗后 1 个月随访，口腔溃疡基本消失，无盗汗、口苦、乏力症状，疗效满意。

按：马万千根据多年临床经验，认为口疮病变脏腑在心、脾、胃、肾。脾开窍于口，其华在唇，脾络布于舌下，心开窍于舌，心脉布于舌上，肾脉连咽系舌本，两颊与龈属胃与大肠，牙齿属肾，任、督等经脉均上络口腔唇舌。因而口疮的局部病变在口腔，其病变脏腑在心、脾、胃、肾，无论是外感、食伤，还是正虚，其主要的病理变化是心、脾、胃、肾四脏腑的功能失调。马万千认为其病理因素为火热，易耗阴液，故其病情演变，必须重视气阴。

本案患者表现为口腔溃疡，夜间口渴，口苦，五心烦热，失眠，便秘，小便黄，偶有腰酸，舌红，苔薄腻，脉弦滑，均为湿热胃滞兼有阴虚之征。马万千一诊投清胃散以清热燥湿，方中苦寒之黄连为君，直泻胃府之火；升麻清热解毒，升而能散，为臣药，可宣达郁遏之伏火，有"火郁发之"之意，与黄连配伍，则泻火而无凉遏之弊，升麻得黄连，则散火而无升焰之虞；胃热则阴血亦必受损，故以生地黄凉血滋阴、牡丹皮凉血清热，皆为臣药；当归养血和血，为佐药；升麻兼以引经为使。诸药合用，共奏清胃燥湿凉血之效。二诊效不更方，对症加用引经药。三诊患者湿热已去大半，阴虚之底已现，改投知柏地黄丸合滋肾通关丸加减巩固治疗，患者诸症明显好转，口腔溃疡基本消失。马万千将清热利湿药物与滋补肾阴药物同用，使湿热除、阴火伏而口疮得愈。

（王昀）

口 臭

患者：杨某，男，36岁。

初诊：2016年6月10日。

主诉：口中异味2年。

现病史：患者近2年来自觉口中异味，曾在我院及外院就诊，查腹部 CT、幽门螺杆菌、胃镜均未见明显异常。在口腔科洗牙治疗口臭无明显好转。自觉口中黏腻不爽，纳可，大便时有不成形，腹胀，无腹痛，舌红，苔黄腻，脉弦滑。

既往史：既往体健。

过敏史：否认药物、食物过敏史。

体格检查：神清、语利，肺部呼吸音清，未闻及干湿啰音，心率64次/分，律齐，心脏各瓣膜听诊区未闻及病理性杂音，腹软，无压痛，无反跳痛，四肢肌力、肌张力可，神经系统检查未见异常。

辅助检查：腹部CT未见异常。C^{13}呼气试验：0.6。胃镜示慢性非萎缩性胃炎伴糜烂。

西医诊断：慢性胃炎，胃肠功能紊乱。

中医诊断：口臭。

辨证：脾胃湿热。

治法：清热利湿，芳香化浊。

处方：清利化浊方。

黄连10g	厚朴10g	黄芩10g	半夏19g
茵陈10g	陈皮10g	佩兰10g	防风10g
枳壳10g	薄荷6g	豆蔻10g	茯苓10g

7剂，水煎服，每日1剂，分2次服用，早晚温服。

二诊：2016 年 6 月 17 日。患者口腔异味好转，仍口中黏腻不爽，纳可，大便偶不成形，时腹胀，舌红，苔黄腻，脉弦滑。继服前方 7 剂治疗。

三诊：2016 年 6 月 24 日。患者口腔异味好转，口中黏腻不爽好转，纳可，大便偶不成形，无腹胀，舌红，苔黄腻，脉弦滑。继服前方 7 剂治疗。

四诊：2016 年 7 月 1 日。患者口腔异味好转，口中黏腻不爽明显减轻，纳可，大便偶不成形，无腹胀，舌红，苔黄腻，脉弦滑。继服前方 7 剂治疗。

按：马万千根据多年临床经验，提出脾胃湿热是口中异味的主要病机之一。其认为脾为脏属阴，性喜燥恶湿，主运化，饮食不节，过食肥甘厚腻、辛辣燥热之品均可导致脾主健运功能失职，精微不布；或六淫之湿侵入人体，亦可困脾，而嗜食生冷瓜果及茗茶、贪酒者，更易使水湿蓄于中州，而困脾土，蕴而生湿，郁久化热；或胃为府属阳，职司受纳，性喜润恶燥，脾胃同居中焦，湿热内蕴，中焦气机不利而造成脾为湿困、胃为热扰之证。本证以口中异味，口中黏腻不爽，大便不成形，腹胀为主要表现，年轻患者易生"青春痘"，年龄大的患者易长湿疹，舌红，苔黄腻，脉弦滑为辨证要点，治以清热利湿、芳香化浊为法。方用清利化浊汤。

清利化浊方为马万千自拟方，组成为清胃散加理气祛湿、芳香化浊之品。方中黄连、黄芩清热燥湿，茯苓、陈皮健脾祛湿，茵陈、薄荷清热解毒，白豆蔻、薄荷芳香化湿，厚朴、枳壳、陈皮行气解郁，防风行气化浊，法半夏降气降湿。马万千认为，治疗本证，单用苦寒清热药物，恐碍脾阳运化，单用温燥化湿之品，恐助胃之邪热，本方选用薄荷以清疏胃热，佩兰以芳化脾湿，防风以除湿止痛，清热利湿，诸芳香化浊药物同用，使胃热清、湿邪除，则胃痛止。全方共奏清热利湿、芳香化浊的作用。

　　该病在夏季及长夏时易发作或病情加重，夏季可适量给予广藿香芳香化湿祛暑。湿疹痤疮患者加苦参、白花蛇舌草。辨证时应分清患者是湿重还是热重，还是湿热并重，以调整用药。服药期间，嘱患者忌暴饮暴食，不饮酒，少吃肥腻食品、甜品，以保持良好的消化功能，避免水湿内停或湿从外入，这是预防湿热的关键。多饮水，多运动，肥胖患者减轻体重，方可达到较好的祛除湿热的疗效。

（邹济源）

第二章 消渴病

消渴病（一）

患者：刘某，男，27岁。

初诊：2016年8月22日。

主诉：口干、头晕5日。

现病史：患者以无明显诱因出现口干、头晕5日急来就诊，纳眠可，二便调，舌淡，苔薄，脉沉细。

既往史：糖尿病、高脂血症、高血压病、高尿酸血症。

西医诊断：糖尿病。

中医诊断：消渴病。

辨证：气阴两虚。

治法：益气养阴。

处方：生脉饮加减。

太子参20g	麦冬15g	五味子6g	葛根30g
天花粉30g	玄参10g	生地黄20g	玉竹15g
黄芪30g	甘草6g		

7剂，水煎服。

二诊：2016年8月29日。患者诉头晕、头沉减轻，仍口干。原方继服7剂，诸症基本消失，口干不显。

按： 消渴病以清热润燥、养阴润燥为治疗大法。生脉饮中太子参补肺，麦冬润肺，五味子敛肺，"补肺中元气不足"，补土生金，加黄芪取李杲"生脉保元汤"之义令人气力涌出；玄参、麦冬、生地黄又为增液汤，原方主治阳明温病损伤阴液所致便秘，玄参养阴生津，麦冬滋阴润燥，生地黄清热养阴，三药共奏增液润燥之功。《医学心悟·三消》："治上消者，宜润其肺，兼清胃。"生脉饮合增液汤肺胃同治，并加葛根、天花粉、玉竹以生津养胃，总法益胃润肺、益气养阴来治疗消渴病。

（张宏阳）

消渴病（二）

患者：陈某，男，71岁。

主诉：左足肿痛1个月余，足背有小块皮肤破溃近1周。

现病史：患者1个月余前出现左足肿痛，足背有小块皮肤破溃近1周。现左足背红肿，疼痛，夜间疼痛明显，足背有小块皮肤破溃，口燥咽干，小便黄，大便干燥，数天1次，舌偏瘦，苔淡黄微腻，脉濡数。

既往史：糖尿病10年，曾应用抗感染药物控制感染及胰岛素控制血糖，破溃未愈合。

辅助检查：血管核磁检查提示左侧胫后动脉及腓动脉重度狭窄。

西医诊断：糖尿病。

中医诊断：消渴病。

辨证：湿热内蕴，血瘀阻络。

治法：清热化湿，活血通络。

处方：四妙散合四妙勇安汤加减。

苍术 12g	黄柏 12g	薏苡仁 30g	川牛膝 15g
赤芍 10g	丹参 12g	牡丹皮 12g	玄参 10g
忍冬藤 30g	当归 12g	生甘草 10g	制乳香 9g
制没药 9g			

7 剂，日 1 剂，水煎，分 2 次服。

连用 3 周，微调处方，渐见新肉芽生成，创口逐步愈合。

按： 该患者年老体弱，病程迁延日久，脾气虚损，健运失司，津液不化，湿浊内生，或因气机阻滞，瘀血阻络，出现湿邪阻滞。湿重浊黏滞，出现足肿，湿热下注，则患处皮色暗红、肿胀、疼痛、溃破，脾虚失于运化，脉络不畅，则见双足双手麻木发凉感。结合舌苔脉象，辨证为"湿热内蕴，血瘀阻络"。方中黄柏味苦燥湿，寒以清热，其性沉降，长于清下焦湿热，苍术辛散苦燥，长于健湿燥脾，二药相伍，清热燥湿，通络止痛，标本兼顾；牛膝能补肝肾、强腰膝、祛风湿，引药和引湿下行；薏苡仁清利湿热。四妙散四味药物协同作用，能发挥治疗湿热下注的作用。加用忍冬藤清热解毒，玄参滋阴清热，当归、赤芍活血养营，生甘草和中清热、解毒利水，徐长卿擅长活血利水，炙蜂房止痛，丹参、牡丹皮活血凉血，制乳香、制没药活血通络，促进创口愈合，新肉再生。全方共奏清热化湿、活血通络之功。

（张宏阳）

消渴病（三）

患者：梁某某，女，62 岁。

初诊：2011年10月25日。

主诉：多饮、多尿6年余，伴头晕2个月。

现病史：患者多饮、多尿6年余，当地医院诊为2型糖尿病，长期口服格华止、格列喹酮控制血糖，血糖控制尚平稳，餐前血糖在6～7mmol/L，餐后2小时血糖在7～9mmol/L。1个月前因琐事与老伴吵架后心中烦闷不安，进而出现头晕、失眠多梦、口干、口苦等症状，血糖波动明显，餐后2小时血糖最高至16.1mmol/L，于多家医院就诊，建议患者使用胰岛素控制血糖，患者拒绝，故来求诊。刻下症：头晕，心烦，失眠多梦，口干、口苦，多饮、多尿，纳呆，小便调，大便略干，1日1次，舌红，苔薄黄，脉弦。

既往史：否认相关病史。

过敏史：否认药物、食物过敏史。

体格检查：神清、语利，肺部呼吸音清，未闻及干湿啰音，心率81次/分，律齐，心脏各瓣膜听诊区未闻及病理性杂音，四肢肌力、肌张力可，神经系统检查未见异常。

辅助检查：ECG未见明显异常。腹部彩超示脂肪肝。

西医诊断：2型糖尿病。

中医诊断：消渴病。

辨证：肝郁脾虚蕴热。

治法：疏肝健脾清热。

处方：丹栀逍遥散加减。

牡丹皮10g	炒栀子10g	柴胡12g	茯苓10g
炒白术20g	炙甘草6g	生姜6g	薄荷6g（后下）
焦三仙（各）10g	制香附10g	郁金10g	

7剂，中药颗粒冲服，日1剂。

嘱患者畅情志，控制饮食，餐后适当运动，忌生冷及刺激性食物。西药继服格华止及格列喹酮。

二诊：2011 年 11 月 1 日。患者诉服药后头晕、失眠多梦、口干、口苦症状明显减轻，多饮、多尿症状亦改善，二便调，餐前血糖在 7～9mmol/L，餐后 2 小时血糖在 10～14mmol/L，舌红，苔薄略黄，脉弦细。效不更方，继服 7 剂。

三诊：2011 年 11 月 8 日。患者诉服药后头晕、失眠多梦、口干、口苦症状消失，精神畅快，多饮、多尿症状明显减轻，二便调，餐前血糖在 6～8mmol/L，餐后 2 小时血糖在 8～10mmol/L，舌淡红，苔薄白，脉略弦。可停服中药，定期复诊。

按：马万千在长期的临床实践中体会到消渴病与情志失调关系十分密切，故在治疗消渴病时，除注重肺、脾、肾外，尤为注意肝主疏泄的重要作用。在临床中，加以调节情志的药物或但从情志出发辨证施治，每取良效。马万千一是在基础方中加一些如柴胡、香附、郁金、白芍、川楝子、玫瑰花等疏肝理气药物配合治疗，往往取得较好疗效；二是根据中医辨证施治原则单用疏肝理气方药，亦可达到满意疗效。

（刘畅）

消渴病（四）

患者：李某，女，46 岁。

初诊：2017 年 4 月 6 日。

主诉：口干、口渴伴胸胀、呃逆 1 个月。

现病史：患者近 1 个月自觉口干、口渴，胸腹部胀满，呃逆，食后加重，烦躁，小便次数增多，大便偏干，舌红，苔黄微腻，脉滑。

既往史：糖尿病、高血压。

辅助检查：糖化血红蛋白 7.9%。

西医诊断：2 型糖尿病。

中医诊断：消渴病。

辨证：脾虚胃热。

治法：辛开苦降，健脾和胃。

处方：三黄消幽颗粒加减。

党参 10g	黄芩 10g	法半夏 9g	黄柏 10g
干姜 9g	炙甘草 3g	吴茱萸 3g	茵陈 15g
黄连 3g	干姜 9g		

7 剂，水煎服，早晚温服。

二诊：2017 年 4 月 13 日。患者口干、口渴，胸腹部胀满明显减轻，偶有呃逆，小便次数增多，大便可，舌红，苔黄，脉滑。上方去黄柏，加生地黄 12g，麦冬 10g，沙参 10g，以滋阴清热。7 剂，水煎服。处方如下：

党参 10g	黄芩 10g	法半夏 9g	干姜 9g
炙甘草 3g	吴茱萸 3g	茵陈 15g	黄连 3g
生地黄 12g	麦冬 10g	沙参 10g	

7 剂，水煎服，早晚温服。

三诊：2017 年 4 月 20 日。患者偶有口干、口渴，未诉胸腹部胀满、呃逆，二便可，舌红，苔薄黄，脉滑。继服前方 7 剂。

按：消渴病的病机主要在于阴津亏损，燥热偏盛；消渴病变的脏腑主要在肺、胃、肾。马万千根据多年临床经验，以自拟方三黄消幽颗粒治疗脾虚胃热型消渴。其临床上可以从以下几个方面辨别：① 舌红或淡胖，苔黄或兼有苔腻，脉弦滑；② 临床表现为口干口渴、心下痞满、胀闷呕恶、呃逆、水谷不消、虚烦不眠等。

该患者表现为口干口渴，胸腹部胀满，呃逆，食后加重，烦躁，小便次数增多，大便偏干，舌红，苔黄微腻，脉滑，均为脾虚胃热之症。马万千采用辛开苦降、健脾和胃之法治疗，方中半夏散结除痞，降逆止呕；干姜温中散寒；黄芩、黄连、黄柏泻热开痞；党参补脾虚，与半夏配合，有升有降，以复脾胃升降之常；吴茱萸降逆止呕，清热利湿，甘草补脾和中而调诸药。二诊时患者口干、口渴症状未见缓解，加用生地黄、麦冬、沙参以滋阴清热。全方有升有降，有寒有热，共奏辛开苦降、健脾和胃之效。

（赵海京）

消渴病（五）

患者：孙某某，男，40岁。

初诊：2021年8月6日。

主诉：糖尿病5年。

现病史：患者患糖尿病5年，未系统服药，血糖控制不佳。刻下症：口干口渴，视物模糊，困乏无力，自述餐后血糖10～11mmol/L，偶有胃胀，大便干燥，2日1次，夜休尚可，舌淡红，苔薄白，脉弦。

既往史：糖尿病，否认高血压、冠心病病史，否认肝炎、结核、手术、外伤等。

过敏史：否认药物、食物过敏史。

体格检查：神清、语利，肺部呼吸音清，未闻及干湿啰音，心率74次/分，律齐，心脏各瓣膜听诊区未闻及病理性杂音，腹软无压痛、反跳痛，四肢肌力、肌张力可，神经系统检查未见异常。

辅助检查：无。

西医诊断：糖尿病。

中医诊断：消渴病。

辨证：阴虚证。

治法：健脾益气，滋补肾阴。

处方：自拟消渴方加减。

黄芪 30g	生地黄 20g	黄连 10g	天花粉 30g
藕节 10g	葛根 30g	麦冬 15g	知母 15g
玄参 15g	白术 15g	姜厚朴 15g	酒大黄 10g

7 剂，水煎服，早晚温服。

二诊：2021 年 8 月 13 日。患者诉服药后口干口渴较前明显好转，大便通畅，舌淡红，苔薄白，脉细弦滑。前方去酒大黄，继服 14 剂以巩固治疗。处方如下：

黄芪 30g	生地黄 20g	黄连 10g	天花粉 30g
藕节 10g	葛根 30g	麦冬 15g	知母 15g
玄参 15g	白术 15g	姜厚朴 15g	

14 剂，水煎服，早晚温服。

患者服药治疗后 1 个月随访，血糖控制尚可，口干口渴症状明显缓解。

按：糖尿病是以糖代谢紊乱为主的临床综合征，近年来发病率及病死率逐年增加，给社会造成了严重的经济负担。患者主要临床表现为慢性高血糖，典型症状为"三多一少"，即多饮、多食、多尿以及体质量下降。糖尿病归属于中医学"消渴"范畴，主要发病机制是情绪失调或者饮食不合理、体内阴虚等造成瘀血内阻、阴虚燥热。因此，2 型糖尿病的治疗重点在于化瘀消热，益气养阴。消渴方为马万千治疗该病常用方剂，方中黄芪为君药，其质轻而味甘，为补脾气之圣药。臣药以生地黄甘寒，养阴生津，滋养肾液，为治消渴之要药。黄芪、生地合用，一阴一阳，气阴兼顾，又脾以健为运，喜燥恶湿。天花粉、藕节性苦寒，清热泻火，生津止渴，主消渴。玄参性味苦寒，而得少阴之气化。玄参色黑，禀少阴寒水之精而上通于天，丹参色赤，禀少阴君火之气而下交于地，上下相交，则中土自和，脾胃即安，水精四布。白术、厚朴燥湿健脾，健胃消食。酒大黄苦寒，攻积导滞，泻火凉血。诸药合用，脾胃得健，上下相交，共奏健脾益气、养阴润燥之功。

现代药理学研究证明，黄芪及其有效成分黄芪多糖有显著改善 2 型糖尿病大鼠糖脂代谢，增加胰岛 β 细胞数量，促进其功能恢复的作用；生地黄及其有效成分地黄寡糖和梓醇可保护 T2DM 大鼠胰岛功能，改善胰岛素抵抗，调节细胞葡萄糖自身平衡；葛根及其有效成分葛根素可通过抗炎、增加骨骼肌胰岛素受体和过氧化物酶活性受体 α 的内源性 mRNA 水平等作用，促进胰岛素的分泌。

（王晨）

第三章　肺系病

咳嗽（一）

患者：王某，女，35 岁。

初诊：2020 年 9 月 17 日。

主诉：咳嗽断续 1 年余。

现病史：感冒后咳嗽，四季皆作，夏天较轻。咳嗽为阵发性，上午较轻，午后及晚上较重，曾服中西药物（药物不详），均不见效。刻下症：咳嗽，吐痰，痰色白，有泡沫，口苦，咽干，时有恶心，无汗，胸胁胀满，舌质红，苔薄白，脉弦。

既往史：既往体健。

过敏史：无药物及食物过敏史。

西医诊断：咳嗽。

中医诊断：咳嗽。

辨证：少阳枢机不利，胆腑郁热。

治疗：和解少阳，清解郁热。

处方：小柴胡汤加桔梗甘草汤加味。

柴胡 9g	党参 9g	姜半夏 9g	黄芩 9g
大枣 10g	炙甘草 6g	生姜 9g	桔梗 9g

7 剂，水煎服，每日 1 剂。

二诊：2020 年 9 月 24 日。上药服 7 剂，咳嗽减轻大半，有时睡眠轻浅，上方加龙骨、牡蛎各 20g。处方如下：

柴胡 9g	党参 9g	姜半夏 9g	黄芩 9g
大枣 10g	炙甘草 6g	生姜 9g	桔梗 9g
龙骨 20g	牡蛎 20g		

服药半个月，症平。

按：马万千认为，感冒后久咳，多为邪客少阳，少阳枢机不利，以致咳嗽咯痰伴有口干咽干，胸胁胀满，治宜疏解少阳，疏邪透表，解郁清热化痰。方用小柴胡汤合桔梗甘草汤，服药 7 剂，已好大半，咳嗽明显减轻，唯睡眠轻浅，故加龙骨、牡蛎以滋阴潜阳。服药半月，诸症悉平。

（张士华）

咳嗽（二）

患者：黄某，女，48 岁。

初诊：2020 年 8 月 6 日。

主诉：咳嗽 1 周。

现病史：咳嗽 1 周，吐白痰较多，咽痒如有物堵塞，胸闷呕恶，口干，不苦，渴不欲饮，两胁胀，大便黏滞不爽，舌质淡，苔白厚腻，脉滑。

西医诊断：咳嗽。

中医诊断：咳嗽。

辨证：气滞痰凝。

治疗：顺气化痰，降逆止咳。

处方：半夏厚朴汤。

姜半夏 12g	姜厚朴 9g	茯苓 12g	紫苏子 9g
橘皮 15g	杏仁 9g	桔梗 9g	生姜 9g

瓜蒌 30g

5 剂，水煎服，每日 1 剂。嘱少食油腻、辛辣之品。

二诊：2020 年 8 月 13 日。服上方后，咳嗽、吐白痰明显减少，胸闷呕恶好转，大便成形，继服上方 3 剂，症已。

按：本案属于痰饮之邪上犯，肺失宣降，痰阻胸膈之证。半夏厚朴汤出自《金匮要略》，临床上多用于治疗痰饮犯肺、气逆不降而致的咳嗽，且疗效显著。马万千认为：痰气郁结于咽喉所致的咳嗽，多由于情志不遂，肝气郁结，肺胃失其宣降，津液不布，聚而为痰，痰气相搏，结于咽喉，故咽部如有物堵塞，痰阻气机，胸膈满闷，津液不布，渴而不欲饮，气不行则郁不解，治以温中健脾、化痰降逆为法，另加桔梗、瓜蒌、杏仁，以助化痰行气、散结、降逆，全方合用，诸症已。

（张士华）

喘　证

患者：张某，女，51 岁。

初诊：2015 年 4 月 9 日。

主诉：咳喘痰多胸闷，汗出气短 1 个月余。

现病史：患者素有喘疾，常年服用氨茶碱、盐酸氨溴索、硫酸沙丁胺醇气雾剂等药物维持治疗，效果欠佳，哮喘频发，常需住院抢救治疗。就诊时行动困难，咳喘发作频繁伴喘鸣音。刻下症：咳嗽，喘息痰多，胸闷呕恶，张口抬肩，呼吸窘迫，痰多黏腻，汗出多而恶风怕冷，自觉后背阴凉，口黏不渴，神情倦怠，身重乏力，且小便禁锢不住，晚间睡觉不能平卧，且时常憋醒，不能连续睡眠，舌质淡，苔白腻，脉滑。

既往史：咳喘10余年。

过敏史：否认药物及食物过敏史。

体格检查：神志清醒，语言清晰，肺部呼吸音粗，可闻及痰鸣音，心律齐，心率80次/分钟，心脏各瓣膜听诊区未闻及病理性杂音，腹软，无压痛、反跳痛，四肢肌力、肌张力可，神经系统检查未见异常。

西医诊断：哮喘。

中医诊断：喘证。

辨证：痰浊阻肺，肺脾气虚。

治法：化痰降气，补气健脾，敛阴止汗。

处方：苏子降气汤方加味。

紫苏子 12g	陈皮 12g	法半夏 12g	当归 10g
前胡 10g	肉桂 6g	厚朴 15g	炙甘草 10g
太子参 30g	黄芪 30g	瓜蒌 30g	枳壳 10g
生姜 10g	大枣 10g		

7剂，水煎服，日1剂，分早晚2次温服。

二诊：2015年4月16日。患者服药后，自诉诸症均有所减轻，咽部略感干涩。前方加桔梗10g，白芥子10g，玄参10g。继服7剂。

三至六诊，症状大有缓解，续用益气固表止汗、降气化痰之法。方用二陈、三子养亲汤、玉屏风散加味。处方如下：

| 陈皮 10g | 法半夏 10g | 茯苓 10g | 炙甘草 10g |
| 紫苏子 10g | 白芥子 10g | 莱菔子 30g | 黄芪 30g |

白术 10g　　　防风 10g　　　瓜蒌 30g

7剂，水煎服，日1剂，分早晚2次温服。

七至八诊，诸症悉轻，效不更方。

至第九诊，患者自述精神极好，咳喘已不见踪影，多年没有过之轻松感，神采奕奕，行动自如，腰围变小，体重减轻了10kg，满月脸型消失，手脚之前浮肿，现变瘦出现褶皱，后背不再感觉阴凉，夜尿次数减少，且小便亦能禁锢，夜晚已能平卧且能连续睡眠。告知其避免外感风寒，重视生活规律，防止发作因素，再加服药调理，虽不能根治，也可减轻病痛。

按：本案患者属"下虚上实"证，邪气尚实，正气已虚，马万千治疗此证以降气、理气为主，以苏子降气汤降气化痰平喘，瓜蒌、石菖蒲、郁金宽胸豁痰下气，桔梗与枳壳行气，一升一降理气开胸；黄芪、太子参补其气阴之虚，扶其正气。马师万千强调"肺主行水，肺为水之上源"，肺的宣发肃降，通调水道，皆依赖于气机的升降，气虚无权，导致水液代谢障碍，以致虚胖浮肿，小便固涩失禁。药用太子参补而不燥，黄芪益气温阳。《景岳全书·肿胀》："温补即所以化气，气化而痊愈者，愈出自然。"肺脾气机气化正常，则水液代谢亦随之正常，故水肿消失，小便得固，后用三子、二陈祛痰利窍，宽胃肠降气。用药60余剂，终得喘停嗽止，气平汗收而收工。患者家住农村，生活条件较艰苦，很感激马主任，时常来看望马主任，送来些自己种的蔬菜以表感谢之心，医患之间其乐融融。

马万千认为：喘证，主要累及肺、脾、肾，治疗时，"急则治其标，缓则治其本"，重视调理气机，顺气、降气、理气、补气、纳气；重视五脏的虚实及调理；审症求因，分辨虚实与主次，权衡主次轻重来处方用药。这对临床用药具有指导意义，每运用于临床，多获佳效。

（张士华）

第四章　心系病

心悸（一）

患者：王某某，女，68 岁。

初诊：2018 年 10 月 16 日。

主诉：心悸不能自主反复发作 2 年余。

现病史：患者平素高血压病史，服药后血压平稳，近 2 年来，反复发作心慌胸闷，心悸不能自主，近日发作频繁。刻下症：胸闷不舒，咽部有痰，心悸不能自主，汗出，动则益甚，颜面轻度浮肿，畏寒，手足逆冷，精神倦怠，周身乏力，纳食不香，舌质淡胖，苔薄黄，脉沉细。

既往史：高血压病病史 10 余年，服降压药后血压控制平稳，否认冠心病、糖尿病病史，否认肝炎、结核、手术、外伤等。

过敏史：否认药物、食物过敏史。

体格检查：血压 130/85mmHg，神清、语利，肺部呼吸音清，未闻及干湿啰音，心率 82 次 / 分，律齐，心脏各瓣膜听诊区未闻及病理性杂音，腹软无压痛、反跳痛，四肢肌力、肌张力可，神经系统检查未见异常。

辅助检查：心电图示轻度 ST-T 改变。

西医诊断：心肌供血不足。

中医诊断：心悸。

辨证：心肾阳虚，水湿凌心。

治法：温阳利水，清热化痰。

处方：真武汤加味。

黑顺片 10g（先煎）　　茯苓 15g　　炒白芍 10g　　白术 10g

生姜 10g　　　　　　　泽泻 10g　　丹参 15g　　　桂枝 6g

猪苓 10g　　　　　　　地龙 15g　　桑白皮 15g　　杏仁 10g

当归 15g　　　　　　　黄芪 30g

7 剂，水煎服，日 1 剂。

二诊：患者服药 7 剂后，诸症均减轻。上方黑顺片调为 6g（先煎）。继服 7 剂。

三诊：患者治疗 2 周后，诸症得到控制，心悸未再发作，精神转佳。处方不变，继服 7 剂，以巩固疗效。

按： 患者高血压病日久，加之年迈体虚，耗伤肾阳。肾为水脏，肾中真阳衰微不能化气；脾肾同源，肾阳亏虚累及脾阳，气不归元，气逆而上，水饮不得温化，水寒之气上泛，上凌于心，停于胸肺则见胸闷不舒，咽部有痰，心悸不能自主，汗出，动则益甚，颜面轻度浮肿，苔薄黄乃痰湿化热之象。故方用真武汤加味，以温阳利水，佐以清热化痰祛瘀之品。方中茯苓、白术健脾安神，生化血源，淡渗利湿；猪苓、泽泻助白术、茯苓以增强利水之功；黑顺片、桂枝温肾助阳，以化气行水，祛寒兼暖脾土，以温运水湿；生姜助附子温肾阳，散寒利水；桑白皮、杏仁清热化痰饮；丹参、地龙、当归养血活血，通血脉；黄芪补气，气行则血行。诸药合用，共起温阳利水、清热化痰、宁心安神、运行血脉之功。药证相符，故而有效。

（左瑞菊）

心悸（二）

患者：高某某，男，60岁。

初诊：2020年10月13日。

主诉：心悸半年余。

现病史：患者近半年余出现心悸，晨起明显，乏力，情绪不畅，时有咳嗽，纳呆，眠欠安，二便可，舌红，苔黄腻，脉沉弦。

既往史：房颤，射频消融术后。

过敏史：否认。

西医诊断：房颤。

中医诊断：心悸。

辨证：心气不足。

治法：补益心气。

处方：牛膝木瓜汤。

牛膝 10g	木瓜 10g	松节 10g	菟丝子 10g
炙甘草 10g	白芍 10g	天麻 10g	生姜 10g
枸杞子 10g	盐杜仲 10g	砂仁 10g	炒薏苡仁 30g
黄连 6g			

7剂，日1剂，水煎，分2次服。

二诊：2020年10月20日。患者诉服药后食欲有所好转，心悸次数减少，情志不畅好转，舌红，苔黄腻，脉沉弦。继服前方7剂。

按：患者男性，1960年出生，马万千治疗选用《三因极一病证方论》中六庚年的主方——牛膝木瓜汤。六庚年岁金太过，燥气流行，肝木受邪，火气来复。脏腑病变规律：①金运之气淫胜，与岁运相通应之肺金受病；②本脏所胜之肝木受乘而病；③本脏所不胜之心火来复而发病。《三因极一病证方论》记载：凡遇六庚年，坚成之纪，岁金太过，燥气流行，肝木受邪，民病胁、小腹痛，目赤痒，耳无闻，体重烦冤，胸痛引背，胁满引小腹，甚则喘咳逆气，背、肩、尻、阴、股、膝、髀、足痛。为火所复，则暴痛，胁不可反侧，咳逆甚而血溢，太冲绝者死。

岁运太过，燥气伤肝，燥乃阳邪，伤肝之血，肝伤苦急，虽缓之者必以甘，而入肝者唯酸，故君牛膝、木瓜之苦酸以入肝，臣甘草之甘以缓肝，甘酸相得，便能化肝之液，以滋筋血之燥。仲景所谓"肝之病，补用酸，助用苦，益用甘味调之"是也。佐以白芍敛肝阴，天麻平肝阳，菟丝子、枸杞子养肝血，姜炒杜仲理肝气。盖燥气伤肝，肝之阴血急宜培，而肝之阳气不宜亢也。使以松节者，能去骨节之风燥，肝属木而主筋，又同气相求之理也。养血舒筋，则肝无躁急之苦矣。再加砂仁以化湿行中，薏苡仁以健脾祛湿，黄连以清热燥湿除烦。复诊患者诉症状有缓解，继续服用，以观后效。

（孙颂歌）

心悸（三）

患者：张某，女，52 岁。

初诊：2020 年 12 月 10 日。

主诉：心悸 3 个月余。

现病史：患者 3 个月来时常心悸，头晕，稍有情绪波动即加重。刻下症：纳少，不思饮食，口不渴，怕食凉，便时干时溏不成形，腰凉，怕冷，手脚凉，脚凉较重，失眠多梦，睡醒后疲乏，血压不稳，烦躁，汗出，服坤宝丸后稍缓解，舌质淡，边有齿痕，舌苔稍水滑，薄白，脉弦数。

既往史：高血压病史 5 年。

西医诊断：心律失常。

中医诊断：心悸。

辨证：上盛下寒，虚阳上扰，水饮上犯。

处方：茯苓桂枝五味甘草汤加炮附子、肉桂。

炮附子 15g　　茯苓 20g　　桂枝 12g　　五味子 10g

炙甘草 10g　　大枣 10 枚　　肉桂 3g

5 剂，水煎服，每日 1 剂。

二诊：2020 年 12 月 17 日。患者服上方后，心悸、头晕均好转，血压平稳，有时口渴，烦躁汗出明显好转，仍怕冷手脚凉。上方炮附子用至 20g。处方如下：

炮附子 20g　　茯苓 20g　　桂枝 12g　　五味子 10g

炙甘草 10g　　大枣 10 枚　　肉桂 3g

7 剂，水煎服，每日 1 剂。

三诊：2020 年 12 月 24 日。患者服药后心悸、头晕、手脚凉、疲乏等症均见好转，血压渐渐平稳，仍时有失眠、梦多。上方加龙骨、牡蛎各 20g，继服。处方如下：

炮附子 20g　　茯苓 20g　　桂枝 12g　　五味子 10g

炙甘草 10g　　大枣 10 枚　　肉桂 3g　　龙骨 20g

牡蛎 20g

7 剂，水煎服，每日 1 剂。

四诊：2020 年 12 月 31 日。患者服药后，诸症明显好转，睡眠安稳，情绪平稳。上方继服 7 剂，巩固治疗，后随访 1 个月未复发。

按：患者久病，肝肾不足，阴不固涩阳气，虚阳加水气上逆，以致心悸、头晕等症。马万千曰：治宜降逆平冲，引水下行。方用茯苓桂枝五味甘草汤。冲气不归、上逆，茯苓、桂枝能抑冲气，使之下行，然逆气非敛不降，以五味子之酸敛其气，肉桂引阳入阴；土厚则阴火自伏，故以甘草之甘补其中；阳虚内寒，肾阳虚弱，加用炮附子、肉桂，温补肾阳；阴虚阳亢，加用龙骨、牡蛎，滋阴潜阳，收涩阳气。诸药合用，诸症渐平。

（张士华）

心悸（四）

患者：李某某，女，34岁。

初诊：2021年3月2日。

主诉：心慌3年。

现病史：患者诉3年前产后出现心慌，失眠，多梦，记忆力减退，就诊于协和医院提示甲状腺功能减退，长期口服优甲乐75μg，每日1次，补充甲状腺素治疗。近日患者复查甲状腺功能五项提示已恢复正常，但仍偶有心慌。

刻下症：心慌，气短，失眠，乏力，多梦，记忆力减退，大便不成形，爪甲色淡，舌淡，苔白，脉细。

既往史：甲状腺功能减退病史、幽门螺杆菌阳性病史，已治愈。否认高血压、冠心病、糖尿病病史，否认肝炎、结核、手术、外伤等。

过敏史：青霉素过敏，否认食物过敏史。

体格检查：神清、语利，肺部呼吸音清，未闻及干湿啰音，心率80次/分，偶可闻及早搏，心脏各瓣膜听诊区未闻及病理性杂音，腹软无压痛、反跳痛，四肢肌力、肌张力可，神经系统检查未见异常。

辅助检查：甲功五项正常，既往24h动态心电图可见偶发房性期前收缩。

西医诊断：心律失常。

中医诊断：心悸。

辨证：气血亏虚。

治法：补气养血。

处方：归脾汤。

党参 20g	白术 10g	茯苓 20g	黄芪 30g
当归 10g	蜜远志 10g	酸枣仁 10g	木香 10g
龙眼肉 10g	生姜 10g	大枣 10g	煅龙骨 30g
煅牡蛎 30g

7 剂，水煎服，早晚温服。

二诊：2021 年 3 月 9 日。患者诉服药后心慌症状好转，乏力改善，诉心烦，失眠，梦多，大便 1 日 2 ~ 3 次，黏滞不爽，舌略红，苔薄黄，脉细滑。前方加黄连 6g 以清心除烦。处方如下：

党参 20g	白术 10g	茯苓 20g	黄芪 30g
当归 10g	蜜远志 10g	酸枣仁 10g	木香 10g
龙眼肉 10g	生姜 10g	大枣 10g	煅龙骨 30g
煅牡蛎 30g	黄连 6g

7 剂，水煎服，早晚温服。

三诊：2021 年 3 月 16 日。患者诉服药后心慌症状明显减轻，无心烦，失眠改善，大便 1 日 1 ~ 2 次，成形，纳可，舌淡红，苔白，脉细。前方去黄连。继服 14 剂以巩固治疗。处方如下：

党参 20g	白术 10g	茯苓 20g	黄芪 30g
当归 10g	蜜远志 10g	酸枣仁 10g	木香 10g
龙眼肉 10g	生姜 10g	大枣 10g	煅龙骨 30g
煅牡蛎 30g

14 剂，水煎服，早晚温服。

患者服药治疗后 1 个月随访，心慌症状基本消失，无乏力、气短症状，疗效满意。

按：马万千根据多年临床经验，提出心悸的病位主要在心，由于心神失养，心神动摇，而悸动不安，但其发病与脾、肾、肺、肝四脏功能失调相关。如脾不生血，心血不足，心神失养则动悸；脾失健运，痰湿内生，扰动心神，心神不安而发病；肾阴不足，不能上制心火，或肾阳亏虚，心阳失于温煦，均可发为心悸；肺气亏虚，不能助心以主治节，心脉运行不畅则心悸不安；肝气郁滞，气滞血瘀，或气郁化火，致使心脉不畅，心神受扰，都可引发心悸。

该例患者表现为心慌，气短，失眠，乏力，多梦，记忆力减退，大便不成形，爪甲色淡，舌淡，苔白，脉细，均为气血亏虚之症。马万千前后三诊谨守病机，坚持应用补气养血法治疗，患者心慌症状明显好转。方中当归、龙眼肉补养心血；黄芪、人参、白术、炙甘草益气以生血；茯神、远志、酸枣仁宁心安神；木香行气，令补而不滞。全方共奏调和宣通气血之功，则心神自安。

（王昀）

胸 痹

患者：刘某某，女，77 岁。

初诊：2020 年 11 月 6 日。

主诉：心胸隐痛半个月。

现病史：患者近半个月来心胸隐痛，伴有心悸，胸闷憋气，活动后加重，口干渴，咯痰，痰黏稠，神疲乏力，易汗出，后背酸痛，双下肢水肿，舌质紫黯，有瘀斑，苔白腻，脉沉细。建议患者住院治疗，患者拒绝。

既往史：脑梗死病史1年，冠心病病史10余年。

辅助检查：心电图示ST-T改变。BNP：1200ng/L。

西医诊断：冠心病。

中医诊断：胸痹。

辨证：气阴两虚，痰瘀闭阻。

治法：益气养阴，豁痰活血利水。

党参30g	麦冬10g	五味子10g	黄芪30g
瓜蒌20g	薤白15g	法半夏10g	车前子10g
丹参30g	葶苈子10g	泽兰10g	

7剂，水煎服，每日1剂，早晚温服。

二诊：2020年11月13日。患者服药后胸部隐痛明显缓解，仍有胸闷短气，伴有胃脘胀满，食欲不振。上方加枳壳10g，檀香6g。加檀香仿丹参饮之意，以加强行气止痛之功效。处方如下：

党参30g	麦冬10g	五味子10g	黄芪30g
瓜蒌20g	薤白15g	法半夏10g	车前子10g
丹参30g	葶苈子10g	泽兰10g	枳壳10g

檀香6g

7剂，水煎服，每日1剂，早晚温服。

三诊：2020年11月20日。患者服上药后心痛、胸闷短气减轻，食欲好转，自觉精神好转，下肢水肿减轻，仍有神疲乏力，伴有烦躁。上方加郁金10g，行气以通畅气机，继服7剂。

四诊：2020年11月27日。诸症状缓解，活动劳累后仍有胸闷短气，舌淡，苔白，脉沉细。上方继服 14 剂。

1 个月后随访，诸症好转。

按：马万千认为辨胸痹之病首先应分清标本缓急，急性期以治标为主，缓解期以扶正固本为主。本例患者冠心病史 20 余年，年老久病，气阴亏虚，气血运行不畅，导致痰饮瘀血内生，闭阻心脉故见心胸疼痛，胸闷，心气虚故见神疲乏力，阴伤则口渴，水饮凌心射肺故见气喘咳嗽，气不化水，水饮停聚下焦可见肢体水肿。马万千认为此患者证属虚实夹杂，故治疗给予益气养阴、活血、祛痰利水之法，补虚泻实，通补兼施，使邪去而正气不伤。方中黄芪、党参、麦冬、五味子益气养阴，黄芪益气，瓜蒌、薤白、半夏涤痰宽胸，丹参活血通脉，葶苈子泻肺平喘，车前子、泽兰活血利水。全方共奏益气养阴、活血、化痰消饮之功。

（唐大苹）

不寐（一）

患者：邵某某，女，57 岁。

初诊：2015 年 10 月 12 日。

主诉：夜眠欠佳半年。

现病史：患者近半年入睡困难，眠浅易醒，醒后难以入睡，困倦乏力，食少纳呆，小便可，大便溏，舌淡，苔薄白，脉沉细无力。

既往史：高血压病史 5 年，否认其他疾病史，否认肝炎、结核、手术、外伤史。

过敏史：否认药物、食物过敏史。

查体：神清、语利，双肺呼吸音清，未闻及干湿啰音，心率 78 次/分，律齐，心脏各瓣膜听诊区未闻及病理性杂音，腹软无压痛、反跳痛，四肢肌力、肌张力可，神经系统检查未见异常。

辅助检查：无。

西医诊断：失眠。

中医诊断：不寐。

辨证：心脾两虚。

治法：益气补血，健脾养心。

处方：归脾汤加减。

白术 10g	党参 10g	黄芪 10g	当归 10g
甘草 6g	茯神 10g	远志 10g	酸枣仁 10g
木香 6g	龙眼肉 10g	大枣 10g	煅牡蛎 20g

7 剂，水煎服，日 1 剂，早晚温服。

二诊：2015 年 10 月 19 日。患者诉服药后症状同前，未见明显变化，舌淡，苔薄白，脉沉细无力。继服前方 7 剂。

三诊：2015 年 10 月 26 日。患者诉服药后夜间转醒次数减少，乏力症状减轻，仍入睡困难，纳呆，大便溏，舌淡，苔薄白，脉沉细无力。前方加陈皮 12g，苍术 10g，姜厚朴 10g，以理气化痰、健脾燥湿。处方如下：

白术 10g	党参 10g	黄芪 10g	当归 10g
甘草 6g	茯神 10g	远志 10g	酸枣仁 10g
木香 6g	龙眼肉 10g	大枣 10g	煅牡蛎 20g
陈皮 12g	苍术 10g	姜厚朴 10g	

7 剂，水煎服，日 1 剂，早晚温服。

四诊：2015 年 11 月 2 日。患者夜间睡眠时间较前延长，乏力症状减轻，食欲好转，舌淡，苔薄白，脉沉细。前方继服 14 剂，诸症好转后停药。

按：马万千根据多年临床经验，认为老年人失眠多以虚证为主，病机总属阳盛阴虚，阴阳失调，主要与心、肝、脾、肾密切相关。心脾两虚型失眠为常见证型之一。主要是血不足，心主血脉，藏神，脾主运化，为生血之源，思虑过度，劳逸失调，则心脾两伤，荣血不足，心失所养，则心悸健忘；阴不敛阳，神不守舍，则寐而不实；思虑不独耗心血、脾血，且伤心气、脾气，由于血少不能上奉于脑，气弱清阳不能上升，则头晕目眩；气血亏虚则肢倦神疲。临床可以由以下几方面辨别：① 舌淡或胖，苔薄白，脉沉细无力；② 临床表现为入睡困难，眠浅易醒，醒后难以入睡，困倦乏力，心悸健忘等。

该患者表现为入睡困难，眠浅易醒，醒后难以入睡，困倦乏力，食少纳呆，小便可，大便溏，舌淡，苔薄白，脉沉细无力，均为心脾两虚之症。马万千采用益气补血、健脾养心之法治疗，方中有参、芪、术、草等甘温之品补脾益气以生血，使气旺而血生；当归、龙眼肉甘温补血养心；茯神、酸枣仁、远志宁心安神；木香辛香而散，理气醒脾，与大量益气健脾药配伍，复中焦运化之功，又能防大量益气补血药滋腻碍胃；大枣调和脾胃；加用煅牡蛎加强安神之效。三诊时纳呆，加用陈皮、苍术、姜厚朴理气化痰、健脾燥湿。诸药合用，使患者脾气得充，湿邪能除。

（赵海京）

不寐（二）

患者：李某，女，65 岁。

初诊：2019 年 12 月 5 日。

主诉：反复失眠 1 个月。

现病史：患者 1 个月前出现入睡困难，易醒，醒后难以入睡，伴健忘、多梦，烦躁易怒，五心烦热，潮热汗出，二便调，舌淡，苔白，脉细数。

既往史：糖尿病 5 年，高血压 1 年，否认其他疾病史，否认肝炎、结核、手术、外伤史。

过敏史：否认药物、食物过敏史。

查体：神清、语利，双肺呼吸音清，未闻及干湿啰音，心率 75 次 / 分，律齐，心脏各瓣膜听诊区未闻及病理性杂音，腹软无压痛、反跳痛，四肢肌力、肌张力可，神经系统检查未见异常。

辅助检查：无。

西医诊断：失眠。

中医诊断：不寐。

辨证：心肾不交。

治法：滋阴补肾，养心安神。

处方：天王补心丹加减。

生地黄 20g	党参 15g	丹参 15g	沙参 15g
五味子 12g	天冬 15g	麦冬 15g	茯神 15g
柏子仁 15g	酸枣仁 30g	远志 12g	当归 10g
甘草 5g	龙骨 15g	牡蛎 15g	

7 剂，水煎服，日 1 剂，早晚温服。

二诊：2019 年 12 月 12 日。患者服药后仍入睡困难，夜间转醒次数减少，五心烦热、潮热汗出症状明显减轻。前方继服 14 剂。

三诊：2019 年 12 月 26 日。患者服药后，诸症明显改善，停中药汤剂，改服中成药天王补心丹。

按：马万千认为老年人失眠多为虚证。老年人脏气衰退，肾阴亏虚，不能上承于心，水不济火，心火内盛，不能下交于肾，热扰神明，神志不宁而不寐。故临床上对于阴虚血少、虚火内扰型失眠患者多采用天王补心丹加减治疗。阴虚血少、虚火内扰型失眠临床上可以从以下几方面辨别：①舌淡苔白，脉细数；②临床表现为入睡困难，易醒，醒后难以入睡，伴健忘、多梦，烦躁易怒，五心烦热，潮热汗出，手足心热，口舌生疮等。

该患者表现为入睡困难，易醒，醒后难以入睡，伴健忘、多梦，烦躁易怒，五心烦热，潮热汗出，二便调，舌淡，苔白，脉细数，均为阴虚血少、虚火内扰之症，马万千采用滋阴清热、养血安神之法治疗，方用《校注妇人良方》天王补心丹。方中生地黄滋水补阴、养血润燥，沙参、天冬、麦冬清虚火，丹参、当归补血养血，党参、茯神益气宁心，酸枣仁、五味子酸以收敛心气而安心神，柏子仁、远志养心安神，加用龙骨、牡蛎重镇安神，甘草调和诸药，全方共奏滋阴养血、补心安神之功。

（赵海京）

不寐（三）

患者：王某某，女，71岁。

初诊：2021年2月23日。

主诉：失眠数年，加重1年。

现病史：患者失眠数年，近1年加重，入睡困难，夜间易醒，时有头晕，腰酸，口干渴，小便可，大便黏腻，舌红，少苔，脉细。

既往史：高血压、糖尿病、甲状腺功能减退病史。

过敏史：否认。

西医诊断：失眠。

中医诊断：不寐。

辨证：阴虚内热。

治法：滋阴清热安神。

处方：天王补心丹加减。

柏子仁 10g	酸枣仁 10g	麦冬 10g	天冬 10g
地黄 10g	当归 10g	党参 10g	丹参 10g
玄参 10g	桔梗 10g	茯神 10g	蜜远志 10g
煅龙骨 30g	煅牡蛎 30g	芡实 10g	益智仁 10g
合欢花 10g			

14 剂，日 1 剂，水煎，分 2 次服。

二诊：2021 年 3 月 9 日。患者诉仍有失眠，头晕不明显，手足心热，尿黄，大便黏腻，舌淡，苔薄白，脉沉细。处方如下：

酸枣仁 10g	知母 10g	茯神 10g	川芎 10g
甘草 6g	煅龙骨 30g	煅牡蛎 30g	黄连 10g
肉桂 6g	炒栀子 10g	淡豆豉 10g	

7 剂，水煎服，日 1 剂。

三诊：2021 年 3 月 16 日。患者诉仍有失眠，但夜间睡眠时间变长，睡眠质量较前有好转，舌淡，苔薄白，脉沉细。继服前方 7 剂。

按：患者以失眠就诊，首诊伴头晕、口干，马万千以天王补心丹为主方加减治疗，复诊患者诉仍有失眠，手足心热，马万千认为其热象明显，阴虚内热，调整处方为酸枣仁汤加减。马万千认为天王补心丹证和酸枣仁汤证均可见虚烦失眠，心悸不安。虚烦是指因虚证而致心中烦热者，酸枣仁汤证是由于心肝血虚，天王补心丹则是由于心肾两虚，真阴亏损，水不制火，虚火上炎，致心中烦热，心悸不安，失眠。

马万千在治疗不寐时，灵活运用两方，其中酸枣仁汤证病位在心、肝，故临床上以血虚肝旺之证常见，可见魂不守舍，头晕目眩，咽干口燥，舌红，脉弦细，酸枣仁汤主证血虚之状较天王补心丹证明显。由于天王补心丹证之病位在心、肾，故除虚烦失眠、心悸不安等心失所养的症状外，常可见手足心热，口舌生疮，大便干结，健忘神疲，舌红，少苔，脉细数，均为阴虚内热之象。天王补心丹主证为阴虚内热，热象显著，在临床中应根据辨证灵活加减使用。

（孙颂歌）

不寐（四）

患者：孟某某，女，45 岁。

初诊：2019 年 10 月 18 日。

主诉：失眠 3 个月。

现病史：患者 3 个月来因工作压力大，经常失眠早醒，醒后心慌，汗出，焦虑，烦躁，伴有胃脘胀满，烧心打嗝，自觉手足发凉，大便稀溏，舌质红，苔白，脉弦细。

既往史：慢性浅表性胃炎。

西医诊断：焦虑。

中医诊断：失眠。

辨证：寒热错杂。

治法：调和寒热。

方药：乌梅丸加减。

乌梅 10g	黄连 6g	黄柏 10g	细辛 3g
干姜 6g	淡附片 10g	桂枝 10g	花椒 6g
当归 10g	党参 10g	酸枣仁 10g	

7 剂，水煎服，每日 1 剂，早晚温服。

二诊：2019 年 10 月 25 日。患者服药后失眠、手足发凉明显缓解，仍有胃胀，烧心伴有心烦，舌质红，苔白，脉弦细。上方加牡蛎 30g，枳壳 10g，继服。处方如下：

乌梅 10g	黄连 6g	黄柏 10g	细辛 3g
干姜 6g	淡附片 10g	桂枝 10g	花椒 6g
当归 10g	党参 10g	酸枣仁 10g	牡蛎 30g
枳壳 10g			

7 剂，水煎服，每日 1 剂，早晚温服。

三诊：2019 年 11 月 1 日。患者失眠减轻，醒后无心慌汗出表现，胃胀烧心、手足发凉明显缓解，舌质红，苔白，脉弦细。上方继服 7 剂以巩固疗效。

按：《类证治裁》说："阳气自动而之静则寐，阴气自静而之动则寤，不寐者，病在阳不交阴也。"马万千认为失眠主要是由于阴阳不交，厥阴为病亦是"阴阳气不相顺接"。肝为风木之脏，木郁化火，火扰心神而出现失眠。情志不遂，肝气郁结，疏泄不利，故焦虑烦躁。木不疏土，影响脾胃运化功能，导致胃脘胀满。肝为春生之气，阳尽阴生之脏，阳气虚则手足发凉，大便稀溏，从而出现上热下寒、寒热错杂之证。故用乌梅、当归、党参气血双补，附子、桂枝、干姜、细辛、花椒温中散寒，黄连、黄柏苦寒泻热，酸枣仁补肝养心安神，牡蛎潜阳安神，制酸止痛。全方调其寒热、气血、阴阳，不寐则愈。

（唐大苹）

不寐（五）

患者：袁某某，女，59岁。

初诊：2021年6月18日。

主诉：失眠5年。

现病史：患者诉5年前无明显诱因出现失眠，伴自汗、盗汗，自诉入睡困难，伴有夜尿频多，3～4次/晚，脾气急躁，心烦意乱，未规律服药。刻下症：乏力，入睡困难，心烦意乱，脾气急躁，自汗盗汗，夜尿频多，舌边尖红，苔白腻，脉细。

既往史：否认高血压、冠心病、糖尿病病史，否认肝炎、结核、手术、外伤等。

过敏史：否认药物、食物过敏史。

体格检查：神清、语利，肺部呼吸音清，未闻及干湿啰音，心率84次/分，律齐，心脏各瓣膜听诊区未闻及病理性杂音，腹软无压痛、反跳痛，四肢肌力、肌张力可，神经系统检查未见异常。

辅助检查：血常规、生化未见明显异常。

西医诊断：失眠。

中医诊断：不寐。

辨证：气阴两虚。

治法：益气养阴，养心安神。

处方：酸枣仁汤加减。

酸枣仁 10g	知母 10g	茯神 10g	川芎 10g
甘草 6g	煅龙骨 30g	煅牡蛎 30g	麻黄根 15g
浮小麦 15g	酒山茱萸 10g	琥珀 10g	黄芪 30g
麸炒白术 10g			

14 剂，水煎服，早晚温服。

二诊：2021 年 7 月 2 日。患者诉服药后入睡较前有部分好转，仍有夜尿频多，患者补充近 5 年来记忆力减退，舌边尖红，苔白腻，脉细。前方加芡实、金樱子、山药以固肾，加益智仁以补肾充髓。处方如下：

酸枣仁 10g	知母 10g	茯神 10g	川芎 10g
甘草 6g	煅龙骨 30g	煅牡蛎 30g	麻黄根 15g
浮小麦 15g	酒山茱萸 10g	琥珀 10g	黄芪 30g
麸炒白术 10g	芡实 10g	金樱子 10g	山药 10g
益智仁 10g			

14 剂，水煎服，早晚温服。

三诊：2021 年 7 月 20 日。患者诉服药后入睡较前明显好转，自汗盗汗减少，夜尿 1～2 次/晚，舌淡红，苔白腻，脉细。效不更方，原方继进 14 剂以巩固疗效。

患者服药治疗后 1 个月随访，失眠症状大幅度改善，无自汗盗汗，夜尿保持在每晚 1 次，疗效满意。

按： 失眠是由于情志、饮食内伤，病后及年迈，禀赋不足，心虚胆怯等病因，引起心神失养或心神不安，从而导致经常不能获得正常睡眠为特征的一类病证。主要表现为睡眠时间、深度的不足以及不能消除疲劳、恢复体力与精力，轻者入睡困难，或寐而不酣，时寐时醒，或醒后不能再寐，重则彻夜不寐。马万千根据多年临床经验，提出以心血虚、胆虚、脾虚、肾阴亏虚进而导致心失所养，以及由心火偏亢、肝郁、痰热、胃失和降进而导致心神不安是失眠的主要病机；提出其病位主要在心，涉及肝、胆、脾、胃、肾；病性有虚实之分，且虚多实少。

该患者表现为失眠，伴自汗盗汗，夜尿频多，脾气急躁，心烦意乱，均为气阴两虚、内火上扰心神之症。马万千采用益气养阴、养心安神法治疗，应用酸枣仁汤是其抓主证"虚劳虚烦不得眠"的体现。酸枣仁汤出自东汉张仲景所著《金匮要略》，本方证皆由阴血不足、阴虚内热而致。肝藏血，血舍魂；心藏神，血养心。肝血不足，则魂不守舍；心失所养，加之阴虚生内热，虚热内扰，故虚烦失眠，心悸不安。血虚无以荣润于上，每多伴见头目眩晕、咽干口燥。舌红，脉弦细乃血虚肝旺之征。治宜养血以安神，清热以除烦。方中重用酸枣仁为君，以其甘酸质润，入心、肝之经，养血补肝，宁心安神；茯苓宁心安神，知母苦寒质润，滋阴润燥，清热除烦，共为臣药，与君药相伍，以助安神除烦之功；佐以川芎之辛散，调肝血而疏肝气，与大量酸枣仁相伍，辛散与酸收并用，补血与行血结合，具有养血调肝之妙；甘草和中缓急，调和诸药为使。前二诊随症加用固肾、补肾充髓之药，三诊继续巩固治疗，患者诸症明显好转，睡眠质量大为改善。用酸枣仁汤合补肾固涩之剂，则阴气得滋养，阳入于阴，不寐得愈。

（王昀）

第五章　肾系病

水　肿

患者：郑某某，男，47 岁。

初诊：2021 年 3 月 22 日。

主诉：糖尿病 10 年，间断双下肢水肿 3 年。

现病史：患者诉 10 年前于外院诊断为糖尿病，间断口服降糖药，3 年前出现间断双下肢水肿，经外院诊断为糖尿病肾病，目前降糖方案：诺和灵 30R 早 18U 晚 20U，早晚餐前 30 分钟皮下注射，联合阿卡波糖 50mg，每日 3 次，口服以控制血糖。刻下症：双下肢水肿，腰酸腿软，面色萎黄，乏力，大便不成形，舌淡，苔白，脉弱。

既往史：高血压病史 7 年，目前口服奥美沙坦氢氯噻嗪 20mg/12.5mg，每日 2 次，盐酸贝尼地平 4mg，每日 2 次，以控制血压。否认冠心病、肝炎、结核、手术、外伤等。

过敏史：否认药物、食物过敏史。

体格检查：神清、语利，肺部呼吸音清，未闻及干湿啰音，心率 80 次/分，律齐，心脏各瓣膜听诊区未闻及病理性杂音，腹软无压痛、反跳痛，双下肢轻度可凹性水肿，四肢肌力、肌张力可，神经系统检查未见异常。

辅助检查：2021 年 3 月 12 日查肝功能示 AST 57.1U/L；肾功能示 Cr 1352 μmol/L，BUN 8.51mmol/L，UA 464 μmol/L；FPG 6.12mmol/L。尿常规示 PRO(+)，微量

白蛋白 235.3mg/L，ACR 15.18。

西医诊断：糖尿病肾病。

中医诊断：水肿。

辨证：肝肾阴虚，兼有脾虚水停。

治法：滋补肝肾，利水消肿。

处方：六味地黄丸合五苓散加减。

熟地黄 24g	山药 12g	牡丹皮 10g	茯苓 10g
泽泻 10g	酒山茱萸 12g	车前子 10g	牛膝 10g
猪苓 10g	桂枝 10g	白术 10g	

7 剂，水煎服，早晚温服。

二诊：2021 年 3 月 29 日。患者诉服药后腰膝酸软有所改善，水肿减轻，乏力，自汗，眠差，舌淡红，苔薄，脉细。前方加黄芪、当归以补气养血。处方如下：

熟地黄 24g	山药 12g	牡丹皮 10g	茯苓 10g
泽泻 10g	酒山茱萸 12g	车前子 10g	牛膝 10g
猪苓 10g	桂枝 10g	白术 10g	黄芪 30g
当归 10g			

14 剂，水煎服，早晚温服。

三诊：2021 年 4 月 12 日。患者诉服药后水肿改善，乏力、自汗症状有所减轻，自觉夜间五心烦热，纳可，舌淡红，苔薄，脉细。前方加用二至丸，继服 14 剂以巩固治疗。处方如下：

熟地黄 24g	山药 12g	牡丹皮 10g	茯苓 10g
泽泻 10g	酒山茱萸 12g	车前子 10g	牛膝 10g
猪苓 10g	桂枝 10g	白术 10g	黄芪 30g
当归 10g	女贞子 10g	墨旱莲 10g	

14 剂，水煎服，早晚温服。

患者服药治疗后 1 个月随访，双下肢水肿逐步改善，无明显腰膝酸软症状，复查尿微量白蛋白 145.6mg/L。

按：马万千根据多年临床经验，提出水肿病位在肺、脾、肾三脏，与心有密切关系；基本病机是肺失宣降通调，脾失转输，肾失开阖，膀胱气化失常，导致体内水液潴留，泛滥肌肤。在发病机制上，肺、脾、肾三脏相互联系，相互影响，如肺脾之病水肿，久必及肾，导致肾虚而使水肿加重；肾阳虚衰，火不暖土，则脾阳也虚，土不制水，则使水肿更甚；肾虚水泛，上逆犯肺，则肺气不降，失其宣降通调之功能，而加重水肿。因外邪、疮毒、湿热所致的水肿，病位多在肺、脾；因内伤所致的水肿，病位多在脾、肾。因此，肺、脾、肾三脏与水肿的发病，是以肾为本，以肺为标，而以脾为制水之脏。

该例患者表现为双下肢水肿，腰酸腿软，面色萎黄，乏力，大便不成形，舌淡，苔白，脉弱，均为肝肾阴虚兼有脾虚水停之症。马万千采用滋补肝肾、利水消肿法治疗，前后三诊应用六味地黄丸合五苓散，谨守病机，经治疗，患者诸症明显好转，尿微量白蛋白较前降低。

六味地黄丸方中重用熟地黄，滋阴补肾，填精益髓，为君药。山茱萸补养肝肾，并能涩精；山药补益脾阴，亦能固精，共为臣药。三药相配，滋养肝脾肾，称为"三补"。但熟地黄的用量是山茱萸与山药两味之和，故以补肾阴为主，补其不足以治本。配伍泽泻利湿泄浊，并防熟地黄之滋腻恋邪；牡丹皮清泄相火，并制山茱萸之温涩；茯苓淡渗脾湿，并助山药之健运。三药为"三泻"，渗湿浊，清虚热，平其偏胜以治标，均为佐药。五苓散集猪苓、茯苓、泽泻、白术诸利尿药，重在逐内饮，泽泻用量独重，取其甘寒之性，为方中的主药，以解其烦渴，并与猪苓为伍兼清里热。复用桂枝不但解外，而且能降冲气，使水不上犯而下行，五味配伍，解外利水。并加用车前子、牛膝以增强利水渗湿之功。马万千将滋阴药与利水药同用，补虚不留邪，祛邪不伤正，对阴虚兼有水饮患者的治疗具有指导意义。

（王昀）

腰　痛

患者：金某某，男，44岁。

初诊：2021年9月7日。

主诉：腰酸痛半个月余。

现病史：患者诉半个月前无明显诱因出现腰部酸痛不适，遂来我院请马主任中医诊治。刻下症：腰酸痛，头晕，牙龈出血，口干口渴，神疲乏力，食纳佳，二便调，夜休可，舌淡，苔薄白，脉弦。

既往史：糖尿病2年，否认冠心病、糖尿病病史，否认肝炎、结核、手术、外伤等。

过敏史：否认药物、食物过敏史。

体格检查：神清、语利，肺部呼吸音清，未闻及干湿啰音，心率70次/分，律齐，心脏各瓣膜听诊区未闻及病理性杂音，腹软无压痛、反跳痛，四肢肌力、肌张力可，神经系统检查未见异常。

辅助检查：FPG 6.99mmol/L。

西医诊断：糖尿病。

中医诊断：腰痛。

辨证：肾阴虚证。

治法：滋肾养阴，活血止痛。

处方：六味地黄丸加减。

熟地黄 24g	山药 12g	牡丹皮 10g	茯苓 10g
泽泻 10g	酒山茱萸 12g	酒女贞子 10g	墨旱莲 10g
芡实 10g	金樱子 10g	盐补骨脂 10g	续断 10g
盐杜仲 10g	淡附片 10g		

7 剂，水煎服，早晚温服。

二诊：2021 年 9 月 14 日。患者诉服药后头晕及腰酸痛较前明显减轻，夜间多梦易醒，舌淡，苔薄白，脉沉。前方加蜜远志 10g，酸枣仁 15g，以宁心安神益智。处方如下：

熟地黄 24g	山药 12g	牡丹皮 10g	茯苓 10g
泽泻 10g	酒山茱萸 12g	酒女贞子 10g	墨旱莲 10g
芡实 10g	金樱子 10g	盐补骨脂 10g	续断 10g
盐杜仲 10g	淡附片 10g	蜜远志 10g	酸枣仁 15g

14 剂，水煎服，早晚温服。

患者服药治疗后随访，腰部酸痛及失眠症状较前明显减轻。

按： 马万千根据多年临床经验，从中医来讲，糖尿病患者多是阴虚燥热之体，而长时间阴虚燥热可发展为肾阴虚，导致腰痛，腰膝酸软，遇劳加重，并伴心烦失眠、口干咽干等症状，故治以滋肾养阴，活血止痛，方用六味地黄丸加减。方中熟地黄滋阴补肾，填精益髓，为君药。山茱萸补养肝肾，并能涩精，取"肝肾同源"之意；山药补益脾阴，亦能固肾，共为臣药。三药配合，肾肝脾三阴共补。泽泻利湿而泄肾浊，并能减熟地黄之滋腻；茯苓淡渗利湿，并助山药之健运，与泽泻共泄肾浊，助真阴得其复位；牡丹皮清泄虚热，并制山茱萸之温涩。三药称为"三泻"，均为佐药。六味合用，三补三泻，肝肾阴三阴并补，以补肾阴为主。女贞子、墨旱莲滋补肝肾，芡实、金樱子益肾固精，补骨脂、续断、盐杜仲补益肝肾，强腰补肾，配以远志、酸枣仁宁心安神。诸药合用，共奏滋肾养阴、活血止痛、宁心安神之功。

（王晨）

淋 证

患者：刘某某，女，42岁。

初诊：2020年9月4日。

主诉：小便频急1年，加重1个月。

现病史：患者近1年反复尿频尿急，咳嗽、跳绳时尿有遗漏，近1个月加重，伴有乏力气短，易汗出，腰酸，月经量少色淡，舌质淡红，苔白，脉沉细。曾反复B超、尿常规检查未见明显异常。

西医诊断：压力性尿失禁。

中医诊断：淋证。

辨证：脾肾亏虚。

治法：健脾益肾。

方药：补中益气汤加减。

黄芪 30g	党参 10g	当归 10g	白术 10g
升麻 6g	柴胡 6g	陈皮 10g	甘草 6g
金樱子 10g	覆盆子 10g		

7剂，水煎服，每日1剂，早晚温服。

二诊：2020 年 9 月 11 日。患者服药后乏力短气减轻，仍有尿频尿急，咳嗽时漏尿，伴有腰酸，舌淡红，苔薄白，脉沉细。上方合缩泉丸，加乌药10g，益智仁 10g，山药 10g，以增强固精缩尿力量，从权而用。处方如下：

黄芪 30g	党参 10g	当归 10g	白术 10g
升麻 6g	柴胡 6g	陈皮 10g	甘草 6g
金樱子 10g	覆盆子 10g	乌药 10g	益智仁 10g
山药 10g			

7 剂，水煎服，每日 1 剂，早晚温服。

三诊：2020 年 9 月 18 日。患者诉尿频尿急、咳嗽时漏尿有所好转，乏力腰酸减轻，舌淡红，苔薄白，脉沉细。继服上方 7 剂。

上方加减服用 1 个月后尿频尿急、咳嗽漏尿、腰酸乏力等症状缓解。

按：《黄帝内经》云："中气不足，溲便为之变。"补中益气汤出自《脾胃论》，原方为甘温除大热之法，后世医家有所发挥，一是用于脾虚气陷之证，二是用于气虚不能固摄气血津液导致的病症，三是用于气虚发热之证。马万千认为本例患者病程较长，主要表现为小便频急，并且伴有乏力气短，属中气不足。脾气主升，升发清阳，肾主封藏，固摄下元，若脾肾亏虚，中气下陷，气虚失固，膀胱失约，故见小便频急。气虚不能固表，故易汗出。气血生化之源，故见乏力短气。咳时遗尿乃肺气不足，故用补中益气汤健脾益气，培土生金，用金樱子、覆盆子以益肾固摄。

（唐大荦）

第六章　头目病

头痛（一）

患者：唐某某，女，43岁。

初诊：2019年10月28日。

主诉：头痛反复发作10余年，加重2周。

现病史：患者10余年前生产后受寒引发前额痛，屡经中西医治疗，迁延不愈。每遇寒冷、大热或者劳累均发作，痛时饮热饮可减轻，饮食喜热忌寒，时有困倦欲睡，纳食可，二便调，平素月经量大，舌质淡，无苔，脉沉细。

既往史：否认高血压、冠心病、糖尿病病史，否认肝炎、结核、手术、外伤等。

过敏史：否认药物、食物过敏史。

体格检查：神清、语利，肺部呼吸音清，未闻及干湿啰音，心率82次/分，律齐，心脏各瓣膜听诊区未闻及病理性杂音，腹软无压痛、反跳痛，四肢肌力、肌张力可，神经系统检查未见异常。

辅助检查：头颅CT未见异常。

西医诊断：神经性头痛。

中医诊断：头痛。

辨证：阳虚寒滞，清窍失养。

治法：温阳解表，滋阴养血。

处方：麻黄附子细辛汤加味。

麻黄6g　　附子6g（先煎）　　细辛3g　　熟地黄20g

当归15g　　炙甘草5g　　桃仁10g　　蔓荆子10g

续断10g

7剂，水煎服，日1剂。

二诊：患者服药7剂后，头痛大减，原方继服7剂后痊愈，随访3个月未复发。

按：马万千认为，患者前额痛，遇寒遇热均发作，且久治不愈，此为太阳经、少阴经两经感寒证。患者脉沉细，时困倦欲睡，遇寒则痛，得热则减，是其少阴阳虚寒化之表现。前额为足阳明、足太阳经脉上行所过之处，但观其舌象，舌淡，无苔，并非为阳明经火郁为患，当为邪客足太阳经，足太阳经与足太阴经相表里，患者产后正气虚，致使太阳之邪陷入少阴，所以治疗当温经解表，滋养阴血，标本同治。马万千以麻黄附子细辛汤温经散寒，使寒从太阳而解；以贞元饮补阴养血，使邪从少阴外达；久病必有瘀，故加桃仁活血化瘀；久郁必有伏热，佐蔓荆子清热、止痛；加续断补肝肾，除腰痛。药中病所，故久疾霍然而愈。

（左瑞菊）

头痛（二）

患者：董某，女，27岁。

主诉：近1周来头痛头晕。

现病史：近 1 周来头痛头晕，恶心，呕吐，曾服西药（药名不详），病情未见缓解，遂来诊。刻下症：头痛，两额角痛剧，伴头晕，时恶心，呕吐，不欲食，往来寒热，心烦，两胁微胀，大便干燥，舌质淡，苔微黄，脉弦数。

既往史：既往体健。

过敏史：否认药物及食物过敏史。

西医诊断：偏头痛。

中医诊断：头痛。

辨证：少阳阳明经头痛，肝郁气滞证。

治法：疏肝理气，通腑泻热。

处方：大柴胡汤加桑叶、菊花、石膏。

柴胡 15g	黄芩 9g	姜半夏 9g	枳实 9g
生姜 9g	白芍 9g	大枣 10g	大黄 9g
桑叶 6g	菊花 6g	石膏 30g	

5 剂，水煎服，日 1 剂。

服上药 5 剂，头痛已，便已通，仍头晕，恶心。上方去大黄，继服 3 剂，诸症已。

按：马万千认为：少阳经循身之侧，气滞、血滞、痰瘀致经络瘀滞，循行障碍，腑气不通，浊气上逆，出现头角疼痛，头晕，恶心，烦躁，便结不通。治疗上马万千认为：腑以通为顺，故治以通腑泻热。故本方加石膏、桑叶以清解郁热，加桑叶可疏散上焦头目之热，则上焦得通，津液得下，气机通调，屡用辙效。

（张士华）

头痛（三）

患者：李某，女，34 岁。

初诊：2019 年 12 月 5 日。

主诉：左侧偏头痛 2 年余。

现病史：左侧偏头痛，口干，不欲饮，无口苦，无汗出，有时恶心吐清水，月经量少，行经怕凉，小腹痛，舌质淡，苔白润，脉弦细。

西医诊断：偏头痛。

中医诊断：头痛。

辨证：水饮上犯。

治疗：温中化饮。

处方：当归四逆汤加吴茱萸生姜汤。

当归 10g	桂枝 10g	白芍 10g	大枣 10g
炙甘草 6g	生姜 15g	细辛 6g	通草 6g
吴茱萸 9g	通草 3g	茯苓 15g	

5 剂，水煎服，每日 1 剂。

二诊：2019 年 12 月 12 日。服用上方 5 剂后，头痛明显减轻，恶心吐清水次数减少。上方继服 5 剂，诸症平。

按：中焦虚弱，水饮不化，停滞于中焦阻碍气机升降，导致津液不能上承于口，故口干不欲饮，恶心，呕吐清水，马万千认为治宜温化水饮，宣通阳气，方用当归四逆汤合吴茱萸生姜汤，再加通草、茯苓以淡渗清利，使水液从小便出，诸药合用，水饮除则诸症自愈。

（张士华）

头晕（一）

患者：王某，女，55 岁。

初诊：2016 年 9 月。

主诉：头晕 10 余年，反复发作，近日发作 3 天。

现病史：患者眩晕 10 余年，间隔短则 1 ～ 2 个月发作 1 次，每次持续 1 ～ 3 天，中西医治疗多次，虽有缓解，未曾根除。近日连续发作 3 日，痛苦难忍，故前来就诊。刻下症：头晕目眩，平卧减轻，伴恶心呕吐，耳鸣如机器轰鸣，纳食不香，口苦，大便不成形，舌边尖红，苔白厚欠润，脉细弦。

既往史：否认高血压、冠心病、糖尿病病史，否认肝炎、结核、手术、外伤等。

过敏史：否认药物、食物过敏史。

体格检查：神清、语利，肺部呼吸音清，未闻及干湿啰音，心率 63 次 / 分，律齐，心脏各瓣膜听诊区未闻及病理性杂音，腹软无压痛、反跳痛，四肢肌力、肌张力可，神经系统检查未见异常。

辅助检查：头颅 CT 未见异常。

西医诊断：梅尼埃病。

中医诊断：眩晕。

辨证：肝郁脾虚，风痰上扰。

治法：疏肝清火，健脾和胃，化痰降逆，平肝息风。

处方：平眩汤。

柴胡 10g	黄芩 5g	茯苓 15g	制半夏 10g
生姜 10g	党参 15g	白术 10g	甘草 5g
大枣 10g	泽泻 12g	陈皮 10g	钩藤 12g
天麻 12g	菊花 10g		

7剂，日1剂，水煎分2次服。

二诊：服7剂后症状消失，续服14剂，后追访半年未发作。

按：马万千认为，眩晕之为病，无虚不作眩，无风不作眩，无痰不作眩，无火不作眩。此患者口苦，耳鸣，头晕目眩，发作日久，其病机应是少阳相火上炎，少阳与厥阴相表里，则厥阴风生而助火，风生必挟木势而克土，土虚失运而聚液成痰，故而可见纳食不香，大便不成形。马万千所创平眩汤准确地切合了上述病机，内含六君子汤，补脾和胃以治本，二陈汤涤饮化痰，降逆止呕以治标，加钩藤、天麻、菊花平肝息风以助火邪平定，故本方具有祛风、清火、涤痰、蠲饮、健脾、补虚等作用，标本兼治，综合调理，故而有效。

（左瑞菊）

头晕（二）

患者：张某某，女，51岁。

初诊：2021年7月30日。

主诉：头晕半个月余。

现病史：患者诉半个月前出现头晕，伴有耳痛，为求诊治故来就诊。刻下症：头晕，两胁胀痛，口苦，颈项强痛，偶有胃胀，夜寐差，多梦，二便调，舌红，苔黄，脉弦细。

既往史：高血压，冠心病，否认糖尿病病史，否认肝炎、结核、手术、外伤等。

过敏史：否认药物、食物过敏史。

体格检查：神清、语利，肺部呼吸音清，未闻及干湿啰音，心率76次/分，律齐，心脏各瓣膜听诊区未闻及病理性杂音，腹软无压痛、反跳痛，四肢肌力、肌张力可，神经系统检查未见异常。

辅助检查：无。

西医诊断：高血压，冠心病。

中医诊断：眩晕。

辨证：肝阳上亢。

治法：镇肝息风，滋阴潜阳。

处方：镇肝熄风汤加减。

龙骨 30g	牡蛎 30g	茵陈 10g	白芍 10g
天冬 10g	玄参 10g	代赭石 30g	怀牛膝 15g
麦芽 10g	甘草 6g	醋龟甲 10g	钩藤 15g
天麻 10g

7剂，水煎服，早晚温服。

二诊：2021年8月6日。患者诉服药后头晕、两胁胀痛、口苦症状减轻，颈项僵痛，多梦，舌淡红，苔薄白，脉细弦滑。前方加葛根辛散，以舒筋活络，通利关节，酸枣仁养肝，宁心安神。处方如下：

龙骨 30g	牡蛎 30g	茵陈 10g	白芍 10g
天冬 10g	玄参 10g	代赭石 30g	怀牛膝 15g
麦芽 10g	甘草 6g	醋龟甲 10g	钩藤 15g
天麻 10g	葛根 12g	酸枣仁 15g

7剂，水煎服，早晚温服。

三诊：2013年8月13日。患者诉服药后头晕、两胁胀痛症状明显减轻，夜休尚可，口苦减轻，纳可，舌淡红，苔薄白，脉弦滑。继服7剂以巩固疗效。

患者服药治疗后1个月随访，头晕等症状基本消失。

按：马万千根据多年临床经验，提出肝阳上亢是眩晕发生的主要病机之一。他认为本病是由肝阴不足，肝阳偏盛，浮阳上亢所致，临床以眩晕、头目胀痛、面红耳赤、头重足轻为主要表现，常见于中风、耳鸣、耳聋等病中。肝阴与肝阳，相互依存，对立统一，保持着相对平衡的协调稳定状态，从而维持肝的正常生理功能。若情志不遂，肝郁化火，损伤肝肾之阴，或热病耗伤肝阴，则可导致肝阴不足，不能保持阴阳平衡，则出现肝阳相对偏盛而浮动上亢。

该例患者表现为头晕，两胁胀痛，口苦，夜寐差，多梦，舌红，苔黄，脉弦细，均为肝阳上亢之症。本病以肝肾阴虚为本，治以镇肝息风、滋阴潜阳之法，马万千采用镇肝熄风汤加减治疗。方中怀牛膝归肝、肾经，入血分，性善下行，故重用以引血下行，急治其标；龙骨、牡蛎、龟甲、白芍益阴潜阳，镇肝息风，共为臣药；玄参、天冬下走肾经，滋阴清热，合龟甲、白芍壮水以涵木，滋阴以柔肝，上能清肃肺气，有清金制木之用，肝为刚脏，性喜疏泄条达而恶抑郁，过用重镇之品以强制肝阳下行，势必影响其生发条达之性，故又以生麦芽清泄肝热，疏肝理气，以遂其条达之性，有利肝阳之潜降；天麻味甘而性平，归肝经，息风止痉；钩藤味甘，微寒，清肝热，平肝阳；甘草调和诸药，合生麦芽能和胃调中。本方配伍重在镇潜诸药，配伍滋阴疏肝之品，镇潜以治其标，滋阴以治其本，疏肝以顺其性，标本兼治，以治标为主，诸药合用，共奏镇肝息风、滋阴潜阳之效。

（王晨）

耳 聋

患者：张某，男，53 岁。

初诊：2017 年 6 月。

主诉：突发双耳耳聋 2 个月余。

现病史：患者 2017 年 3 月底突发双耳耳聋，至今 2 个月余，伴有耳鸣，夜间明显，听力轻度减退，精神疲倦，烦躁易怒，无脑鸣，纳食可，眠欠安，二便调。曾多次就诊，外院耳鼻喉科诊断为神经性耳聋，予西药对症治疗，无效。今为寻中医治疗来我院。刻下症：双耳耳鸣如机械轰鸣，听力减退，心烦易怒，乏力倦怠，夜寐不安，纳食不香，二便尚调，舌红，苔根厚，脉弦滑。

既往史：慢性浅表性胃炎病史 1 年，否认高血压、冠心病、糖尿病病史，否认肝炎、结核、手术、外伤等。

过敏史：否认药物、食物过敏史。

体格检查：神清、语利，肺部呼吸音清，未闻及干湿啰音，心率 82 次/分，律齐，心脏各瓣膜听诊区未闻及病理性杂音，腹软无压痛、反跳痛，四肢肌力、肌张力可，神经系统检查未见异常。

辅助检查：无。

西医诊断：神经性耳聋。

中医诊断：耳聋。

辨证：风痰上扰，阴虚火旺，气郁阻络。

治法：祛风化痰，滋阴降火，通气开郁，宁心顺气。

处方：灵磁通耳汤。

灵磁石 15g	石决明 24g	川芎 9g	石菖蒲 15g
菊花 12g	山茱萸 24g	熟地黄 24g	肉苁蓉 15g

当归 12g　　　知母 9g　　　红花 9g　　　柴胡 9g

赤芍 9g　　　炒穿山甲 9g　　　枸杞子 12g　　　荆芥穗 9g

五味子 9g

14 剂，水煎服。

二诊：服药后听力较前无明显好转，但食欲睡眠均好转，烦躁亦减，舌淡红，苔薄黄，脉细滑。上方去决明子，磁石加量至 30g，加麦冬 15g。14 剂，颗粒剂，日 1 剂，分 2 次服。

三诊：服药 1 个月后患者耳聋耳鸣较前好转，但未完全恢复，烦躁消失，纳食可，眠安，二便调，舌淡红，苔薄黄，脉细弦。继服上方 14 剂。

按：神经性耳聋属于中医学"耳鸣""耳聋""暴聋"范畴，一般分为虚实两大类。马万千认为，该患者生性易怒，久之气郁化火，循经上扰，蒙蔽清窍，即所谓阳气万物盛而上跃，故耳鸣；兼之患者劳倦纵欲，肾精亏耗，精血不能上承，而窍失养，故而耳聋。纵观本案，患者乃虚实夹杂之证，既有耳鸣如机械响，烦躁易怒之风痰上扰实证，又有耳聋、乏力、失眠、纳差等心肾阴虚之症；故治疗上宜祛风化痰，滋阴降火，通气开郁，宁心顺气。药用熟地黄、山茱萸、枸杞子、肉苁蓉、当归养肝肾以治其本，石菖蒲、炒穿山甲、磁石、五味子通耳窍，宁心神，荆芥穗、石决明、柴胡、菊花疏肝热，升清阳，以治其标，川芎、红花、赤芍活血凉血通耳络，知母祛肾之虚火。二诊时患者烦躁易怒等症状好转，故去石决明，加大磁石用量以通耳窍，加麦冬增强滋阴作用以治其本。三诊时患者诸症明显好转，故继续服药 14 剂以进一步改善病情。全方标本相因，则心肾相通，水火既济，耳窍得养。

（左瑞菊）

视物昏蒙

患者：某某，女，34 岁。

初诊：2019 年 8 月 5 日。

主诉：双侧中心性视网膜炎半年。

现病史：患者双侧中心性视网膜炎半年，反复发作，服维生素 B、维生素 C 及甲钴胺等药物均无明显改善。外院眼科诊断为：慢性中心性视网膜炎，退行性变。故来寻求中医治疗。刻下症：眼球干涩，视物模糊，久视更甚，伴视力减退，视野缺损，头晕目眩，烦躁多梦，舌质红，苔白微腻，脉细滑。

既往史：否认高血压、冠心病、糖尿病病史，否认肝炎、结核、手术、外伤等。

过敏史：否认药物、食物过敏史。

体格检查：神清、语利，肺部呼吸音清，未闻及干湿啰音，心率 82 次 / 分，律齐，心脏各瓣膜听诊区未闻及病理性杂音，腹软无压痛、反跳痛，四肢肌力、肌张力可，神经系统检查未见异常。

辅助检查：查视力右眼 0.5，左眼 0.6。

西医诊断：视网膜炎。

中医诊断：视物昏蒙。

辨证：肝肾阴虚，肝热上扰，精不上承，目睛失养。

治法：滋养肝肾，平肝清热，养目润睛。

处方：清热滋阴养目方。

石决明 30g	白蒺藜 15g	菟丝子 15g	木贼 10g
牡丹皮 10g	赤芍 15g	石斛 15g	制何首乌 10g
枸杞子 10g	车前子 10g	桑椹 10g	菊花 10g

7 剂，水煎服，日 1 剂。

二诊：患者服上药 7 剂后目胀、干涩略减，视力有所恢复，左眼 0.7，右眼 0.6，脉弦滑，苔白腻。上方减石决明、何首乌，加用珍珠母 30g，茺蔚子 12g，醋龟甲 10g，墨旱莲 15g，生地黄 15g，荆芥 10g，葳蕤 6g。14 剂，水煎服，日 1 剂。

三诊：服药后视野缺损范围明显缩小，视力提升明显，头晕目眩等症消失，苔薄白，脉弦滑。上方加谷精草 15g。继服 14 剂。

四诊：患者复诊，视野尚有暗淡黑影。视力检查：右眼 0.8，左眼 1.0。改服丸药巩固 3 个月，未见复发。

按：马万千认为眼科疾病具有"目得血而能视"及"精气足而耳目聪"的特点，但是，眼疾虽虚证较多，治疗仍需以清、滋为要，不可妄用人参、白术等温燥生热助火药；并指出急性眼疾不离风热，慢性眼疾不离肝肾阴虚，治疗无非调节人身阴阳之所偏，使脏腑气血调和，则气化生生不已，五脏六腑之精气得以上注滋荣于目，则目慧神聪矣。

该患者素体不足，肝肾阴虚，肝热内生，外感风邪后乘虚淫目，进而形成诸候。方中石决明、白蒺藜入肝经，清肝经之火，菟丝子、枸杞子、何首乌补肝肾之阴，木贼、牡丹皮、赤芍助清肝火，石斛、桑椹补肝肾之阴，车前子使肝火从下走之，菊花使肝火从上越之。全方共奏滋补肝肾、平肝清热、润目养睛之功，使精气恢复，虚热轻清宣散，目得荣养，故而症除。

（左瑞菊）

喉 痹

患者：董某某，女，42岁。

初诊：2019年3月16日。

主诉：咽部不适2个月余。

现病史：患者半年前因家中不顺，常思虑悲戚。2个月前自觉咽喉部不适感，继而发展至呼吸不畅，憋气，心悸。经外院耳鼻喉科检查，诊为"声带息肉"，病情日益加重。刻下症：喉部明显不适，异物感，轻微疼痛，左侧卧则气憋心慌，全身麻木，头昏，乏力，咳嗽少痰，精神倦怠，食欲不振，胃脘隐痛、喜热敷，形体消瘦，纳食不香，舌质偏淡微黯，少苔不润，脉沉细。

既往史：否认高血压、冠心病、糖尿病病史，否认肝炎、结核、手术、外伤等。

过敏史：否认药物、食物过敏史。

体格检查：神清、语利，肺部呼吸音清，未闻及干湿啰音，心率82次/分，律齐，心脏各瓣膜听诊区未闻及病理性杂音，腹软无压痛、反跳痛，四肢肌力、肌张力可，神经系统检查未见异常。

辅助检查：无。

西医诊断：声带息肉。

中医诊断：喉痹。

辨证：肝郁痰结。

治法：调气散郁，化痰散结。

处方：半夏厚朴汤加减。

法半夏 15g	厚朴 12g	茯苓 12g	生姜 15g
紫苏叶 10g	干姜 12g	乌梅 10g	焦山楂 10g

7剂，水煎服，日1剂。

二诊：患者服上药7剂后自觉咽喉部较前舒畅，憋气感消失，吞咽自如，仍咳嗽、头昏、身痛，为太阳表证未解。治宜温通少阴经脉，兼解太阳之表，上方加麻黄10g，黑顺片10g，细辛3g。7剂，日1剂，水煎服。

三诊：服药后咳嗽、头昏、体痛基本消失，声带息肉未完全消失，左侧躺卧仍有不适，自觉神疲。此为阴虚火热上腾之象，宜壮阳温肾，引火归元，以四逆汤加味主之，二诊方加肉桂6g。7剂，水煎服，日1剂。

四诊：上方连服7剂，诸症皆减，咽喉不堵，且未再发病。

按： 马万千认为，患者病情复杂，但病根在于少阴心肾阳虚，无根之火上扰；主证在于咽喉部气血闭阻，病属虚火喉痹，乃由于患者忧伤思虑过重，损伤肝脾，肝之疏泄受阻，脾之健运受阻，致痰气郁结而上逆，兼加太阳风寒之表邪。治宜先开闭阻，理气化痰，然后表里同治，最后引火归元。方用半夏厚朴汤加减。半夏厚朴汤主治肝郁痰阻证。本案所用方中附子、干姜用量较大，乃马万千临床经验之体现。其认为口腔内的病证多为虚火所致，虚火上炎，郁结于喉，乃少阴之证，故用辛温之剂，使客寒温之能散，客热散之即通，故而有效。

（左瑞菊）

梅核气（一）

患者：徐某，女，42岁。

初诊：2017年3月3日。

主诉：咽部不适1年。

现病史：患者近 1 年来自觉咽部不适，如有异物梗于喉中，咯之不出，咽之不下，在多家医院行多种检查均未见异常，时有心慌，无胸闷汗出，多梦，小便可，大便黏腻不爽，每日 1 次，舌淡，苔白微腻，脉弦细。

既往史：既往体健。

过敏史：否认药物、食物过敏史。

体格检查：神清、语利，肺部呼吸音清，未闻及干湿啰音，心率 76 次 / 分，律齐，心脏各瓣膜听诊区未闻及病理性杂音，腹软，无压痛，无反跳痛，四肢肌力、肌张力可，神经系统检查未见异常。

辅助检查：喉镜未见异常，胃镜示慢性胃炎伴糜烂，胸部 CT 未见异常，心电图未见异常。

西医诊断：抑郁状态。

中医诊断：梅核气。

辨证：肝郁痰阻。

治法：疏肝理气，化痰宽中。

处方：厚朴宽中汤。

法半夏 9g	姜厚朴 10g	党参 10g	紫苏梗 10g
生姜 10g	甘草 6g	大枣 10g	枳壳 10g
香橼 10g	佛手 10g	茯苓 10g	焦三仙各 10g

酒大黄 6g

7 剂，水煎服，分 2 次服用，每日 1 剂，早晚温服。

二诊：2017 年 3 月 10 日。患者咽部不适好转，仍觉异物在喉，偶心慌，多梦，大便黏腻不爽，每日 1 次，舌淡，苔白微腻，脉弦细。继服前方 7 剂治疗。

三诊：2017 年 3 月 17 日。患者咽部不适好转，仍觉异物在喉，偶心慌，多梦，大便黏腻不爽，每日 1 次，舌淡，苔白微腻，脉弦细。继服前方 7 剂治疗。

四诊：2017 年 3 月 24 日。患者咽部不适明显好转，异物在喉感减轻，无心慌、多梦，大便黏腻不爽好转，舌淡，苔白微腻，脉弦细。继服前方 7 剂治疗。

按：梅核气是临床中一种常见的情志病。情志病治疗重在调肝，肝气条达，则气机升降正常，气血冲和。梅核气病名来自《赤水玄珠》卷三："生生子曰：梅核气者，喉中介介如梗状，又曰痰结块在喉间，吐之不出，咽之不下是也。"其表现最早的记载可见于《金匮要略·妇人杂病脉证并治》，其中描述梅核气为"妇人咽中如有炙脔"。该病多见于中青年女性，治疗以疏肝理气、化痰宽中为主。

本案患者中年女性，情志不畅，肝气郁结，循经上逆，结于咽喉，故咽部异物感，咯之不出，咽之不下，诊断为梅核气，治以疏肝理气，化痰宽中，方选厚朴宽中汤。方中法半夏化痰散结，降逆和胃，为君药；姜厚朴下气除满，助半夏以散结降逆，茯苓甘淡渗湿，助半夏化痰，为臣药；生姜辛温散结，和胃止呕，紫苏梗芳香行气，理肺疏肝，为佐药；配合焦三仙消积化食，酒大黄泻下通便，香橼、佛手、枳壳理气和中。诸药同用，共奏疏肝理气化痰之功。

（邹济源）

梅核气（二）

患者：刘某某，女，36 岁。

初诊：2022 年 11 月 4 日。

主诉：咽部异物感 1 年余。

现病史：咽部堵闷 1 年余，不碍饮食，如有物阻，伴嗳气、矢气，平时急躁易怒，抑郁不乐，睡眠可，无心悸汗出等，纳食可，大便调，偏干，舌质稍红，苔薄微黄，脉沉细。

既往史：否认慢性病史。

过敏史：否认。

查体：心、肺、腹查体阴性。

辅助检查：无。

西医诊断：咽异感症。

中医诊断：梅核气。

辨证：气郁痰阻，伴阴虚。

治法：行气散结，降逆化痰，滋补阴津。

处方：半夏厚朴汤加减。

清半夏 10g	厚朴 10g	紫苏子 10g	紫苏梗 10g
茯苓 10g	生姜 10g	香附 10g	青皮 10g
陈皮 10g	预知子 10g	白芍 10g	生甘草 10g
僵蚕 10g	白梅花 10g	石斛 30g	麦冬 10g

7 剂，日 1 剂，水煎分 2 次服。

二诊：2022 年 11 月 11 日。服药后症状明显减轻，食纳增进，舌脉同前。上方加夏枯草 30g。

按：中医认为梅核气主要因情志不畅，肝气郁结，循经上逆，结于咽喉或乘脾犯胃，运化失司，津液不得输布，凝结成痰，痰气结于咽喉引起，自觉咽中有如核异物阻塞，吐之不出，吞之不下。痰气互结于咽喉，肺失宣降，故见咽部堵闷；肝气郁结，横逆犯胃，胃气上逆，故见嗳气，急躁易怒，抑郁不乐。患者舌质稍红，苔薄微黄，脉沉细，又兼有阴虚之表现，故以行气散结，降逆化痰，兼滋补阴津为治则。方中清半夏、厚朴、茯苓、紫苏子、紫苏梗、生姜合为半夏厚朴汤之意，以行气散结、降逆化痰，加用香附、陈皮、青皮、预知子、僵蚕、白梅花以增强行气化痰之效。二诊时诸症已明显减轻，继服前方以巩固疗效。

（陈林）

第七章　月经病

脏　躁

患者：李某，女，46 岁。

初诊：2019 年 12 月 5 日。

主诉：月经不调伴烦躁易怒半年。

现病史：近半年患者出现月经周期紊乱，前后不定期，精神不安，烦躁易怒，胸胁胀满，失眠多梦，口苦口干，小便色黄，大便偏干，舌红，苔薄黄，脉弦细。

既往史：否认糖尿病、高血压等病史，否认肝炎、结核、手术、外伤史。

过敏史：否认药物、食物过敏史。

查体：神清、语利，双肺呼吸音清，未闻及干湿啰音，心率 68 次 / 分，律齐，心脏各瓣膜听诊区未闻及病理性杂音，腹软无压痛、反跳痛，四肢肌力、肌张力可，神经系统检查未见异常。

辅助检查：无。

西医诊断：更年期综合征。

中医诊断：脏躁。

辨证：肝郁气滞，化热伤阴。

治法：疏肝解郁，养阴清热。

处方：丹栀逍遥散加减。

牡丹皮 10g	炒栀子 10g	当归 12g	白芍 10g
柴胡 12g	茯苓 15g	白术 10g	炙甘草 6g
干姜 3g	薄荷 6g		

7剂，水煎服，日1剂，早晚温服。

二诊：2019年12月12日。患者服药后烦躁易怒症状减轻，未诉胸胁胀满，口干口苦。前方继服14剂。

2周后随访，患者烦躁易怒明显好转，无失眠，时梦。

按：脏躁主要为肝肾及肝脾不调，影响冲任二脉所致。冲任隶属于肝肾，肝经气机郁滞则诸症丛生。马万千临床上运用丹栀逍遥散加减治疗肝郁气滞、化热伤阴型脏躁。其临床上可以从以下几个方面辨别：①舌红，苔薄黄，脉弦细或弦；②临床表现为月经周期紊乱，烦躁易怒，胸胁胀满，失眠多梦，口苦口干，乳房胀痛，头痛等。

该患者表现为月经周期紊乱，前后不定期，精神不安，烦躁易怒，胸胁胀满，失眠多梦，口苦口干，小便色黄，大便偏干，舌红，苔薄黄，脉弦细，均为肝郁气滞、化热伤阴之症。马万千采用疏肝解郁、养阴清热之法治疗，在逍遥散的基础上加用牡丹皮、炒栀子，在疏肝养血、健脾和中的同时，清肝经之热，引火下行。方中柴胡疏肝解郁，使肝气得以条达，为君药；当归甘辛苦温，养血和血，白芍酸苦微寒，养血敛阴，柔肝缓急，归、芍与柴胡同用，补肝体而助肝用，使血和则肝和，血充则肝柔，共为臣药；木郁不达致脾虚不运，故以白术、茯苓、甘草健脾益气，既能实土以御木侮，又使营血生化有源，共为佐药；薄荷疏散郁遏之气，透达肝经郁热，干姜温运和中，且能辛散达郁，亦为佐药；牡丹皮清热凉血，活血祛瘀，栀子泻火除烦，清热利湿，凉血解毒，甘草尚能调和诸药。诸药合用，共奏养血健脾、疏肝清热之功。

（赵海京）

月经先期

患者：马某某，女，44 岁。

初诊：2020 年 6 月 16 日。

主诉：月经不调 2 个月余。

现病史：患者诉近 2 个月出现月经不调，经期提前，周期 20 天，经行 5 天，量可，无明显痛经，五心烦热，口干渴，纳可，眠可，二便可，舌红，苔少，有裂纹，脉沉细。

既往史：否认高血压、糖尿病。末次月经 2020 年 5 月 30 日。

过敏史：否认。

体格检查：神清语利，步入门诊。

辅助检查：暂无。

西医诊断：月经不调。

中医诊断：月经先期。

辨证：阴虚内热。

治法：养阴清热调经。

处方：清经汤加减。

熟地黄 20g	白芍 10g	茯苓 10g	青蒿 10g
地骨皮 10g	黄柏 10g	当归 10g	黄芪 10g
淫羊藿 10g	巴戟天 10g	肉苁蓉 10g	枸杞子 10g
女贞子 10g	墨旱莲 10g		

7 剂，日 1 剂，水煎分 2 次服。

二诊：2020 年 6 月 23 日。患者 1 周后复诊，诉五心烦热和口干渴较前有缓解，嘱患者继服前方。

按：患者以月经提前求诊，伴五心烦热和口干渴，诊断为月经先期，辨证为阴虚内热证，治以养阴清热调经，方选清经汤加减。清经汤源自《傅青主女科》，有清热凉血、养血调经的功效，用于血热所致月经提前而量多者。

方中黄柏、青蒿、牡丹皮、地骨皮清热凉血；熟地黄、白芍滋阴养血，使热清而不伤阴血；茯苓宁心。马万千在清经汤的基础上加当归、黄芪以益气养血，淫羊藿、巴戟天、肉苁蓉、枸杞子以补肾，女贞子、墨旱莲以滋肾阴，全方表里兼治、内外同调。

马万千认为，月经先期的辨证主要是辨其属气虚或血热，气虚型主要是脾气虚和肾气虚，血热型主要是阴虚血热、阳盛血热、肝郁化热。在治疗方面，脾气虚证选方为补中益气汤，肾气虚证选方为固阴煎，阴虚血热证选方为两地汤，阳盛血热证选方为清经散，肝郁化热证选方为丹栀逍遥散。在临床上，应据辨证灵活选方治疗。

（孙颂歌）

月经后期

患者：余某某，女，26 岁。

初诊：2021 年 1 月 5 日。

主诉：月经 8 个月未至。

现病史：患者近 8 个月月经未至，乏力，出虚汗，脾气急躁，纳可，眠欠安，二便可，舌红，苔白，脉沉细。

既往史：体健。末次月经 2020 年 5 月 16 日。患者否认怀孕可能。

过敏史：否认。

辅助检查：妇科 B 超未见明显异常。

西医诊断：月经不调。

中医诊断：月经后期。

辨证：肝郁脾虚。

治法：疏肝养血，健脾调经。

处方：八珍汤加减。

党参 12g	白术 12g	茯苓 20g	甘草 10g
当归 12g	白芍 12g	川芎 12g	熟地黄 20g
醋香附 10g	益母草 15g	麸炒薏苡仁 30g	桃仁 20g
红花 10g	菟丝子 20g	枸杞子 20g	炙黄芪 30g

14 剂，日 1 剂，水煎分 2 次服。

二诊：2021 年 1 月 19 日。患者复诊，诉 2021 年 1 月 17 日来经，量不多，舌淡，苔白，脉细。继服前方 14 剂。

按：马万千认为月经后期的主要发病机制是精血不足或邪气阻滞，血海不能按时满溢，遂致月经后期，常见的分型有肾虚、血虚、血寒、气滞和痰湿。

患者月经 8 个月未至，乏力，脾气急躁，辨证为虚证，属肝郁脾虚，气血亏虚，治疗选用八珍汤为主方加减。八珍汤是四君子汤和四物汤的复方，所治气血两虚证多为病在心、脾、肝三脏，心主血，肝藏血，脾主运化而化生气血，治宜益气与养血并重。方中人参（现多用党参）与熟地黄相配，益气养血，共为君药。白术、茯苓健脾渗湿，助人参益气补脾；当归、白芍养血和营，助熟地黄滋养心肝，均为臣药。川芎为佐，活血行气，使地、归、芍补而不滞。炙甘草为使，益气和中，调和诸药。在八珍汤基础上加香附、益母草以理气调经，桃仁、红花以活血调经，菟丝子、枸杞子以补肾，薏苡仁以健脾，黄芪益气。全方共奏益气养血、理气调经之效。患者复诊诉来经，量不多，继服前方以益气养血。

（孙颂歌）

月经先后不定期

患者：刘某某，女，34岁。

初诊：2021年3月29日。

主诉：月经不调1年。

现病史：患者诉1年前出现月经不规律，期前期后不定期，伴心烦气躁，多梦，腰膝酸软，双下肢略沉重，二便调。刻下症：乏力，心烦气躁，多梦健忘，腰膝酸软，舌淡，苔少，脉弦细。

既往史：系统性红斑狼疮病史5年，宫颈息肉术后2个月。否认高血压、冠心病、糖尿病病史，否认肝炎、结核等病史。

过敏史：否认药物、食物过敏史。

体格检查：神清、语利，肺部呼吸音清，未闻及干湿啰音，心率75次/分，律齐，心脏各瓣膜听诊区未闻及病理性杂音，腹软无压痛、反跳痛，四肢肌力、肌张力可，神经系统检查未见异常。

辅助检查：妇科B超未见明显异常。

西医诊断：月经不调。

中医诊断：月经先后无定期。

辨证：肝郁肾虚。

治法：滋阴疏肝。

处方：六味地黄丸加减。

熟地黄 24g	山药 12g	茯苓 10g	泽泻 10g
酒山茱萸 12g	女贞子 10g	墨旱莲 10g	芡实 10g
金樱子 10g	黄芪 25g	当归 9g	醋香附 6g
菟丝子 9g			

14 剂，水煎服，早晚温服。

二诊：2021 年 4 月 13 日。患者诉服药后乏力、心烦气躁症状缓解，仍有腰膝酸软，舌淡红，苔少，脉细。前方加枸杞子进一步滋养肾阴。

熟地黄 24g	山药 12g	茯苓 10g	泽泻 10g
酒山茱萸 12g	女贞子 10g	墨旱莲 10g	芡实 10g
金樱子 10g	黄芪 25g	当归 9g	醋香附 6g
菟丝子 9g	枸杞子 10g		

14 剂，水煎服，早晚温服。

三诊：2021 年 4 月 27 日。患者诉服药后乏力、心烦气躁症状基本消失，末次月经 2021 年 4 月 27 日。生理周期期间偶有腹部凉痛，舌淡红，苔白，脉弦细。上方加艾叶 10g 以温经止痛，继服 14 剂以巩固疗效。处方如下：

熟地黄 24g	山药 12g	茯苓 10g	泽泻 10g
酒山茱萸 12g	女贞子 10g	墨旱莲 10g	芡实 10g
金樱子 10g	黄芪 25g	当归 9g	醋香附 6g
菟丝子 9g	枸杞子 10g	艾叶 10g	

14 剂，水煎服，早晚温服。

患者服药治疗后 2 个月随访，乏力、心烦气躁症状已消失，月经周期已基本规律。

按：月经周期或前或后1～2周者，称为"月经先后无定期"，又称"经水先后无定期""月经愆期""经乱"。马万千根据多年临床经验，提出肾虚、脾虚和肝郁是月经先后无定期发生的主要病机之一。

该患者辨为肾虚兼有肝郁之证，马万千采用滋阴疏肝法治疗，应用六味地黄丸合二至丸滋阴，合香附疏肝理气，前后三诊始终把握滋水涵木的治疗原则，补中有泻，泻中有补，并根据症状调整滋阴药剂量及加用温经止痛药物，经过系统中药调理后，患者诸症明显好转，月经周期基本规律。马万千将滋补肾阴药与疏达肝气药物同用，使肾阴得滋、肝郁得疏，是故冲任调达，月信按时而至矣。

（王昀）

黄带

患者：陈某某，女，33岁。

初诊：2021年6月22日。

主诉：黄带量多半年余。

现病史：患者近半年余出现黄带、量多，阵发性乏力，自汗，入睡困难，纳尚可，食后腹胀，性情急躁，易生气，大便1～2日1次，不成形，小便可，舌红，苔黄，脉沉细。

既往史：体健。

过敏史：无。

辅助检查：暂无。

西医诊断：阴道炎。

中医诊断：黄带。

辨证：湿热下注。

治法：清热利湿。

处方：易黄汤加减。

山药 10g	芡实 10g	黄柏 10g	车前子 10g
白果仁 10g	苍术 10g	萆薢 10g	马齿苋 10g
黄连 10g	黄芩 10g	煅龙骨 30g	煅牡蛎 30g
酒大黄 6g	炒酸枣仁 10g		

7 剂，水煎服，早晚温服。

二诊：2021 年 6 月 29 日。患者诉服药后黄带较前好转，量少，舌淡红，苔薄，脉沉。继服前方 14 剂。

按：患者青年女性，黄带量多半年余，既往妇科检查未见异常，马万千根据其症状体征诊断为黄带，证属湿热下注，治以清热利湿，方选易黄汤加减。易黄汤中重用山药、芡实以补脾益肾，固涩止带，《本草求真》记载"山药之补，本有过于芡实，而芡实之涩，更有胜于山药"，二者共为君药。白果收涩止带，兼除湿热，为臣药。用少量黄柏苦寒入肾，清热燥湿；车前子甘寒，清热利湿，均为佐药。在此方的基础上，加用苍术、黄连、黄芩以清热燥湿，萆薢、马齿苋以清热利湿，少量酒大黄以泻下清热，患者乏力，自汗，眠差，加用煅龙骨、煅牡蛎、炒酸枣仁以镇心安神。

易黄汤为固涩剂，主治肾虚湿热带下，表现为带下黏稠量多，色黄如浓茶汁，其气腥秽，舌红，苔黄腻者。在临床常用于治疗宫颈炎、阴道炎等属肾虚湿热下注者。易黄汤中诸药合用，重在补涩，辅以清利，使肾虚得复，热清湿祛，则带下自愈。临床上湿热带下而见黄带的患者可选用此方。

（孙颂歌）

第八章 汗 证

汗证（一）

患者：赵更生，女，50 岁。

初诊：2014 年 6 月 26 日。

主诉：汗出 1 年。

现病史：患者诉 1 年来出现汗出，伴手足欠温，腰酸软，大便不成形，纳可，舌淡，苔白，脉弦细。

既往史：脑梗死病史 5 年。

过敏史：否认药物、食物过敏史。

体格检查：神清，语言欠利，伸舌右偏，双肺部呼吸音清，心率 61 次 / 分，律齐，心脏各瓣膜听诊区未闻及病理性杂音，腹软无压痛、反跳痛，肌紧张，右侧上、下肢肌力 3 级，双下肢不肿。

辅助检查：无。

西医诊断：自主神经功能紊乱，更年期综合征。

中医诊断：汗证。

辨证：肾中阴阳失调。

治法：益肾填精，调和阴阳，收敛止汗。

处方：二仙汤加减。

| 当归 10g | 黄柏 6g | 仙茅 12g | 淫羊藿 10g |

知母 10g　　　巴戟天 10g　　酒山茱萸 10g　　金樱子 10g

刺猬皮 30g　　浮小麦 15g　　麻黄根 10g

7 剂，水煎服，日 1 剂。

二诊：2014 年 7 月 1 日。患者诉服药后汗出好转，仍腰酸软，四肢欠温，夜寐欠安，舌淡红，苔白，脉细。方证同前，继以前方 7 剂口服以益肾填精，阴阳双补，兼清相火。

三诊：2014 年 7 月 8 日。患者诉服药后汗出症状明显好转，腰酸好转，四肢欠温好转，夜寐欠安，舌淡红，苔白，脉细。方药如下：

当归 10g　　　黄柏 6g　　　　淫羊藿 10g　　　当归 10g

知母 10g　　　巴戟天 10g　　酒山茱萸 10g　　金樱子 10g

浮小麦 15g　　麻黄根 10g　　煅龙骨 20g　　　煅牡蛎 20g

7 剂，水煎服，日 1 剂。

四诊：2014 年 7 月 15 日。患者诉服药后汗出好转，腰酸症状基本消失，手足不温好转，夜寐尚安，纳少，二便调。继以 7 月 8 日方口服以巩固疗效。

按：二仙汤是由张伯讷教授根据妇女更年期症状，结合中医理论创立的方剂。方中仙茅、淫羊藿、巴戟天入肾经，补肾气，益肾精，为君药；黄柏、知母苦寒，入肝、肾经，能滋阴降火，为臣药；当归入肝经及冲任，补肝血，调冲任，为佐。本方组方特点是辛温与苦寒共用，壮阳与滋阴并举，温补与寒泻同施，温而不燥，寒而不凝，补肾精，泻相火，温肾阳，坚肾阴，平衡阴阳，调理冲任。现代医学认为，更年期综合征是下丘脑－垂体－性腺轴老化所致。该方能延缓性腺衰老，从而起到缓解更年期症状的作用。马万千认为本案患者所表现的汗出、手足不温症状，当属肾中阴阳两虚，阴不涵阳，相火妄动，虚阳外越所致。治法应为益肾填精，阴阳双补，兼清相火。故在二仙汤方基础上，加金樱子收敛固涩，煅龙骨、煅牡蛎敛阴潜阳，固表止汗，麻黄根功专止汗，浮小麦专入心经，养心气，退虚热。

（邱新萍）

汗证（二）

患者：田某某，女，34 岁。

初诊：2014 年 6 月 20 日。

主诉：自汗半年余。

现病史：患者诉半年前首先出现恶风、汗出，渐至自汗明显，夜间汗出明显，伴手足心热，口渴，纳可，眠欠安，二便调，舌淡红、边有齿痕，苔薄少，脉细数。

既往史：否认相关病史。

过敏史：否认药物、食物过敏史。

体格检查：神清、语利，双肺部呼吸音清，心率 79 次 / 分，律齐，心脏各瓣膜听诊区未闻及病理性杂音，腹软无压痛、反跳痛，神经系统查体（-）。

辅助检查：心电图大致正常。

西医诊断：自主神经功能紊乱。

中医诊断：汗证。

辨证：气阴两虚。

治法：益气养阴，兼清虚热。

处方：玉屏风散合当归六黄汤加减。

炙黄芪 20g	炒白术 10g	防风 10g	当归 10g
黄柏 10g	黄芩 10g	黄连 6g	生、熟地黄（各）10g

酸枣仁 10g　　浮小麦 10g　　麻黄根 10g　　煅龙牡（各）20g

7 剂，中药颗粒冲服，日 1 剂。

二诊：2014 年 6 月 27 日。患者诉服药后汗出、恶风略好转，手足心热、口渴症状明显改善，纳可，眠欠安，二便调，舌淡红、边有齿痕，苔薄少，脉细数。方证同前，调整酸枣仁为 30g 以增强养心安神作用。继服 7 剂以益气养阴，兼清虚热。

炙黄芪 20g　　炒白术 10g　　防风 10g　　当归 10g

黄柏 10g　　　黄芩 10g　　　黄连 6g　　　生、熟地黄（各）10g

酸枣仁 30g　　浮小麦 10g　　麻黄根 10g　　煅龙牡（各）20g

7 剂，中药颗粒冲服，日 1 剂。

三诊：2014 年 7 月 4 日。患者诉服药后汗出、恶风症状明显好转，手足心热、口渴症状消失，自觉乏力，纳眠可，二便调，舌淡红，苔薄少，脉细。虚热症状消失，仍乏力，方药增加健脾益气之力，去清热药物。方药如下：

炙黄芪 20g　　炒白术 10g　　防风 10g　　党参 10g

茯苓 10g　　　炙甘草 6g　　　酸枣仁 30g　　生、熟地黄（各）10g

浮小麦 10g　　麻黄根 10g　　煅龙牡（各）20g

7 剂，中药颗粒冲服，日 1 剂。

四诊：2014 年 7 月 11 日。患者诉服药后汗出、恶风不明显，乏力症状消失，纳眠可，二便调。效不更方，继服 14 剂以巩固疗效，并嘱患者若病情平稳可不必复诊。

按：玉屏风散，出自《丹溪心法》一书，是中医"扶正固表"的传统名方，为玄府御风的关键方，无汗能发，有汗能止，为历代医家所推崇。清代柯韵伯云："夫以防风之善祛风，得黄芪以固表，则外有所卫，得白术以固里，则内有所据。风邪去而不复来，此欲散风邪者，当倚如屏，珍如玉也，故名玉屏风。"

当归六黄汤，出自《兰室秘藏》。方中当归养血，生、熟地黄滋阴，三味药养血补阴，从本而治；再用黄芩清上焦火，黄连清中焦火，黄柏泻下焦火，使虚火得降，阴血安宁，不致外走为汗；又倍用黄芪，固已虚之表，安未定之阴。全方六味药，以补阴为主，佐以泻火，阴血安定，则盗汗自止，故《兰室秘藏》称其为"盗汗之圣药"。

马万千以玉屏风散固表，当归六黄汤坚实阴血兼清虚热。方中当归养血滋阴，生、熟地补肝肾之阴，共为君药；黄芩、黄连、黄柏清三焦之火以除烦，炙黄芪、炒白术、防风益气固表共为臣药；酸枣仁养心安神敛汗，煅龙骨、煅牡蛎收涩敛汗固气阴，浮小麦、麻黄根收敛止汗，共为佐药。全方内外兼治，荣卫兼顾，气血通调，自汗即除。

（刘畅）

汗证（三）

患者：张某，女，48岁。

初诊：2017年11月17日。

主诉：汗出较多2年。

现病史：患者近2年来，出现汗出较多，动则尤甚，伴心慌气短，乏力，食欲亢进，双手湿疹、瘙痒，大便黏腻，夜寐差。在外院诊断为甲状腺功能亢进，长期服药，现甲状腺功能正常，心慌、食欲亢进好转，仍汗出较多，舌红，苔白，脉弦细。

既往史：高血压病。

过敏史：否认药物、食物过敏史。

体格检查：神清、语利，肺部呼吸音清，未闻及干湿啰音，心率89次/分，律齐，心脏各瓣膜听诊区未闻及病理性杂音，腹软，无压痛，无反跳痛，四肢肌力、肌张力可，神经系统检查未见异常。

辅助检查：甲状腺功能示 TSH 减低，T_3、T_4 正常。

西医诊断：甲状腺功能亢进。

中医诊断：汗证。

辨证：心脾两虚。

治法：益气补血，健脾养心。

处方：归脾敛汗汤。

党参20g	炒白术10g	黄芪30g	当归20g
甘草10g	茯苓10g	远志10g	酸枣仁10g
木香10g	龙眼肉10g	生姜10g	大枣10g
柏子仁10g	防风10g	浮小麦10g	麻黄根10g

7剂，水煎服，每日1剂，分2次服用，早晚温服。

二诊：2017年11月24日。患者仍汗出较多，动则尤甚，心慌好转，仍气短乏力，双手湿疹、瘙痒，大便黏腻，夜寐差，舌红，苔白，脉弦细。继服前方7剂治疗。

三诊：2017年12月1日。患者汗出好转，动则加重，心慌好转，气短乏力好转，仍双手湿疹，瘙痒好转，大便黏腻，夜寐差，舌红，苔白，脉弦细。继服前方7剂治疗。

四诊：2017年12月8日。患者汗出明显好转，无心慌，气短乏力好转，仍双手湿疹，瘙痒好转，大便黏腻好转，夜寐差，舌红，苔白，脉弦细。继服前方7剂治疗。

按：归脾汤出自《正体类要》，功效养血安神，补心益脾，调经，是临床常用方剂，主治思虑伤脾，发热体倦，失眠少食，怔忡惊悸，自汗盗汗，吐血下血，妇女月经不调，赤白带下，以及虚劳、中风、厥逆、癫狂、眩晕等见有心脾血虚者。该患者以汗出较多为主诉就诊，伴心慌，气短，乏力，大便黏腻，失眠，均为脾虚亏气之象，治疗以补脾益气为法，使气旺而血生。

患者中年女性，多汗2年余，动则尤甚，伴心慌，气短乏力，双手湿疹、瘙痒，大便黏腻，夜寐差，中医拟诊为汗证之心脾两虚证，为思虑过度，劳伤心脾，气血亏虚所致，治疗以益气补血、健脾养心为主。心藏神而主血，脾主思而统血，思虑过度，心脾气血暗耗，脾气亏虚则体倦乏力；心血不足则见心慌，不寐，盗汗；面色萎黄，舌质淡，苔薄白，脉弦细，均属气血不足、心脾两虚之象；故在补脾益气的基础上加用固表止汗之品，治予归脾敛汗汤。方中以党参、黄芪、白术、甘草甘温之品补脾益气，使气旺而血生；当归、龙眼肉甘温补血养心；茯苓、酸枣仁、柏子仁、远志宁心安神；木香辛香而散，理气醒脾，与大量益气健脾药配伍，复中焦运化之功，又能防大量益气补血药滋腻碍胃，使补而不滞，滋而不腻；姜、枣调和脾胃，以资化源；防风、浮小麦、麻黄根固表止汗，益气除热。全方共奏益气补血、健脾安神、固表止汗之功。

（邹济源）

汗证（四）

患者：崔某某，女，65岁。

初诊：2013年8月9日。

主诉：自汗，伴乏力，小腹坠胀 1 年余。

现病史：自汗，乏力，面色萎黄，小腹坠胀不适，纳呆，眠安，二便调，舌淡，苔薄白，脉沉细。

既往史：子宫脱垂病史。

过敏史：否认药物、食物过敏史。

体格检查：神清、语利，双肺部呼吸音清，心率 82 次 / 分，律齐，心脏各瓣膜听诊区未闻及病理性杂音，腹软无压痛、反跳痛，神经系统查体（-）。

辅助检查：ECG 示大致正常心电图。腹部彩超未见明显异常。

西医诊断：子宫脱垂、自主神经功能紊乱。

中医诊断：汗证。

辨证：中气虚损。

治法：升阳举陷兼敛汗。

处方：补中益气汤加减。

炙黄芪 20g	柴胡 5g	枳壳 5g	炒白术 10g
陈皮 12g	党参 10g	升麻 5g	炙甘草 6g
当归 10g	知母 10g	麻黄根 10g	浮小麦 10g

7 剂，中药颗粒冲服，日 1 剂。

二诊：2013 年 8 月 16 日。患者诉服药后汗出症状略减轻，仍乏力，小腹坠胀不适，纳少，食欲不佳，眠安，二便调，舌淡，苔薄白，脉沉细。中药加大升提之力，同时加用焦三仙以健脾和胃行气，继服 14 剂。

炙黄芪 20g	柴胡 9g	枳壳 9g	炒白术 10g
陈皮 12g	党参 10g	升麻 9g	炙甘草 6g
当归 10g	知母 10g	麻黄根 10g	浮小麦 10g
焦三仙（各）10g			

14 剂，中药颗粒冲服，日 1 剂。

三诊：2013 年 8 月 30 日。患者诉服药后汗出症状改善，乏力、小腹坠胀不适感明显减轻，食欲好转，眠安，二便调，舌淡，苔薄白，脉沉细。效不更方，继服 14 剂。

四诊：2013 年 9 月 13 日。患者诉服药后汗出症状明显减轻，乏力症状不明显，小腹坠胀不适改善，食欲较前无明显改善，眠安，二便调，舌淡，苔薄白，脉沉细。上方加焦槟榔 10g。继服 14 剂。

炙黄芪 20g	柴胡 9g	枳壳 9g	炒白术 10g
陈皮 12g	党参 10g	升麻 9g	炙甘草 6g
当归 10g	知母 10g	麻黄根 10g	浮小麦 10g
焦四仙（各）10g			

14 剂，中药颗粒冲服，日 1 剂。

五诊：2013 年 9 月 27 日。患者诉服药后汗出症状不明显，乏力、小腹坠胀不适消失，食欲可，眠安，二便调，舌淡，苔薄白，脉沉细。继服上方 14 剂后停药。嘱患者若有不适可随诊。

按：马万千指出，汗证首先要明确病因，在于探求气血之盈亏，治疗首推固护正气，临床中多用炙黄芪健脾益气。《黄帝内经》曰："正气存内，邪不可干。"正气足，则邪气不易侵袭；《医门法律·先哲格言》有"胃气强则五脏俱盛，胃气弱则五脏俱衰。胃属土而喜甘，故中气不足者，非甘温不可"之言，故补益中气极为关键，中气足则肺气足，此为培土生金之法，方用补中益气汤加减。方中黄芪味甘微温，入脾、肺经，补中益气，升阳固表，为君药；党参、炙甘草、炒白术，补气健脾，为臣药；当归养血和营，助党参、黄芪补气养血，陈皮理气和胃，使诸药补而不滞，麻黄根、浮小麦固表止汗，共为佐药；少量升麻、柴胡、枳壳升阳举陷，协助君药以升提下陷之中气，知母坚阴清热，共为佐使；炙甘草调和诸药，为使药；另加浮小麦、麻黄根敛汗，知母防诸益气之药温燥太过。诸药合用，共奏升阳举陷、固表敛汗之功。

（刘畅）

汗证（五）

患者：郭某某，女，51岁。

初诊：2020年9月1日。

主诉：汗出3年余。

现病史：患者近3年余出现汗出，双手脚心发热，怕风，口干，喜饮水，纳可，眠欠安，二便可，舌红，苔薄黄，脉沉滑。

既往史：高血压，糖尿病。

过敏史：无。

辅助检查：暂无。

西医诊断：高血压，糖尿病。

中医诊断：汗证。

辨证：湿热内蕴。

治法：清热利湿止汗。

处方：茵陈蒿汤加减。

茵陈30g	炒栀子10g	黄芩10g	柴胡10g
金钱草30g	郁金10g	当归10g	白芍10g
酒大黄6g			

7剂，日1剂，水煎分2次服。

二诊：2020年9月15日。患者复诊，诉服药后口干及失眠、手脚心发热均有明显缓解，仍动则汗出，时有头晕，舌淡，苔薄白，脉沉。处方如下：

黄芪 30g	桂枝 10g	白芍 10g	大枣 10g
甘草 10g	浮小麦 30g	麻黄根 10g	天麻 10g
羌活 10g	葛根 10g	菊花 10g	

7剂，日1剂，水煎分2次服。

三诊：2020年9月22日。患者复诊，诉服药后汗出、头晕有缓解，舌淡，苔薄白，脉沉。继服前方14剂。

按：患者以汗出3年余为主诉就诊，首诊症见手脚心发热，辨证为湿热内蕴，治疗选用茵陈蒿汤为主方，加黄芩清热，当归、白芍、郁金活血，柴胡疏肝。

患者二诊诉症状缓解，动则汗出，时有头晕，调整处方，用黄芪桂枝五物汤为主方，治以温阳和营。《金匮要略》："血痹阴阳俱微，寸口关上微，尺中小紧，外证身体不仁，如风痹状，黄芪桂枝五物汤主之。"方中黄芪为君，甘温益气，补在表之卫气。桂枝散风寒而温经通痹，与黄芪配伍，益气温阳，和血通经；芍药养血和营而通血痹，与桂枝合用，调营卫而和表里，两药为臣。生姜辛温，疏散风邪，以助桂枝之力；大枣甘温，养血益气，以资黄芪、芍药之功，与生姜为伍，又能和营卫，调诸药，以为佐使。马万千在黄芪桂枝五物汤基础上，加浮小麦、麻黄根以敛汗，加葛根、羌活以解肌通络，加天麻、菊花以平肝止眩。患者三诊诉效佳，继续服用二诊方以巩固疗效。

（孙颂歌）

汗证（六）

患者：黄某某，男，68 岁。

初诊：2021 年 2 月 9 日。

主诉：夜间寒战、汗出半个月余。

现病史：患者近半个月余出现夜间寒战，汗出，浑身发紧，体温正常。1 周前在顺义区医院发热门诊就诊，未见异常，现口中无味，无明显头晕，口疮，大便黏腻，舌红，苔白，脉细。

既往史：高血压。

过敏史：否认。

体格检查：体温正常。神清语利，步入门诊。

西医诊断：高血压、自主神经功能紊乱。

中医诊断：汗证（盗汗）。

辨证：营卫不和。

治法：调和营卫。

处方：小柴胡汤加减。

柴胡 10g	黄芩 10g	法半夏 10g	党参 10g
大枣 10g	生姜 10g	甘草 10g	焦神曲 10g
焦麦芽 10g	焦山楂 10g	陈皮 10g	

7 剂，日 1 剂，水煎分 2 次服。

二诊：2021 年 2 月 16 日。患者诉夜间寒战及汗出有缓解，食欲好转，大便仍黏腻，继服前方 7 剂。

按：患者以夜间寒战、汗出为主诉就诊，马万千辨证为邪在半表半里，治疗选用小柴胡汤为主方。小柴胡汤出自《伤寒杂病论》，其功效主要是和解少阳，和胃降逆，扶正祛邪。《伤寒论》中所描述的"寒热往来，胸胁苦满，默默不欲饮食，心烦喜呕"被称为小柴胡汤之"四大主证"。柴胡味苦微寒，为少阳主药，升阳达表，为君。黄芩苦寒，养阴退热，为臣。半夏辛温，能健脾和胃，以散逆气而止呕；人参、甘草，补正气而和中，使邪不得复传入里，为佐。邪在半里半表，则营卫争，故用姜、枣之辛甘，以和营卫，为使也。患者口疮、大便黏腻，加焦三仙以健脾消食，加陈皮以健脾行气宽中。复诊患者诉症状有缓解，继续服用前方以观后效。

小柴胡汤在临床上运用广泛，善治感冒，亦可治疗风温、瘟疫、湿温等初起证候，不仅为治外感热病之要剂，用以施治内伤杂病，同样功效独特。现代医学界对于小柴胡汤之应用与研究，更加深入广泛，几乎遍及内、外、妇、儿、五官、神经等各科领域，应用病症亦日见其多，马万千在临床上治疗外感病、内伤杂病应用小柴胡汤，常能取得良效，值得在临床中不断研究、运用。

（孙颂歌）

汗证（七）

患者：杜某某，女，74岁。

初诊：2021年8月27日。

主诉：自汗半年余。

现病史：患者诉半年前多汗，动则甚，自服止汗类中成药，效果不显，遂来我院请马主任中医诊治。刻下症：自汗，动则尤甚，面色无华，神疲乏力，畏寒，食纳欠佳，右侧髋部运动后疼痛，大便时溏，日2～3次，食纳佳，夜休可，舌淡红，苔薄白，脉弦细。

既往史：高血压，否认冠心病、糖尿病病史，否认肝炎、结核、手术、外伤等。

过敏史：否认药物、食物过敏史。

体格检查：神清、语利，肺部呼吸音清，未闻及干湿啰音，心率68次/分，律齐，心脏各瓣膜听诊区未闻及病理性杂音，腹软无压痛、反跳痛，四肢肌力、肌张力可，神经系统检查未见异常。

西医诊断：高血压。

中医诊断：汗证（自汗）。

辨证：气血亏虚，营卫不和。

治法：益气养血，调和营卫。

处方：黄芪桂枝五物汤加减。

黄芪 30g	桂枝 10g	白芍 10g	大枣 10g
生姜 10g	煅龙骨 30g	煅牡蛎 30g	麸炒白术 10g
防风 10g	浮小麦 10g	麻黄根 10g	

7剂，水煎服，早晚温服。

二诊：2021年9月3日。患者诉服药后日间汗出较前减轻，夜间口干口渴，仍汗出较多，右髋部疼痛较前明显减轻，舌淡红，苔薄白，脉弦细。辨证为气阴两虚，前方加知母、黄柏，味苦性寒，清热泻火，滋阴润燥。处方如下：

黄芪 30g	桂枝 10g	白芍 10g	大枣 10g
生姜 10g	煅龙骨 30g	煅牡蛎 30g	麸炒白术 10g
防风 10g	浮小麦 10g	麻黄根 10g	知母 10g
黄柏 10g			

7剂，水煎服，早晚温服。

三诊：2021年9月13日。患者诉服药后汗出较前明显减轻，夜间偶有口干渴，夜休可，纳可，舌淡，苔薄白，脉弦。继续口服中药14剂巩固治疗。

患者服药治疗后随访，多汗、口干口渴症状较前明显减轻。

按：汗证乃阴阳失调，腠理不固，汗液外泄而致，其时时汗出，动则尤甚，故为自汗。马万千根据多年临床经验，总结自汗及盗汗总病机为阴阳失调，腠理不固，营卫失司，导致汗液排泄异常，可为肺气不足，营卫不和，致卫外失司而津液外泄；亦可为阴虚火旺或邪热郁蒸，逼津外泄。治疗原则：虚当益气养阴，固表敛汗；实当清肝泻热，化湿为营。

该患者年近七旬，气血亏虚，治以益气养血，调和营卫，以黄芪桂枝五物汤为主方加减，配以知母、黄柏滋阴降火，清热祛湿。方中黄芪为君，甘温益气，补在表之卫气；桂枝温经解肌，与黄芪配伍，益气温阳，和血通络，白芍和营敛阴，二药一散一收，调和营卫；配以大枣、生姜，助桂枝、白芍调和营卫，龙骨、牡蛎镇静安神，敛汗固精，浮小麦、麻黄根增强敛汗之功。诸药合用，切中病机，有收敛止汗之效。

（王晨）

第九章　皮肤病

痤疮（一）

患者：王某，女，34 岁。

初诊：2014 年 8 月 28 日。

主诉：颜面部痤疮 1 个月余。

现病史：患者诉 1 个月前因食辛辣刺激食物出现颜面部痤疮，以下颌及两面颊为主，色红，起脓头，口干，口渴，大便干，2 ～ 3 日 1 次，小便黄，舌红，苔薄黄，脉弦滑。

既往史：否认其他病史。

过敏史：否认药物、食物过敏史。

体格检查：神清，语言欠利，颜面部痤疮，以下颌及两面颊为主，色红，有脓头，双肺部呼吸音清，心率 72 次 / 分，律齐，心脏各瓣膜听诊区未闻及病理性杂音，腹软无压痛、反跳痛，肌紧张，双下肢不肿。

辅助检查：未查。

西医诊断：痤疮。

中医诊断：肺风粉刺。

辨证：肺胃热盛。

治法：清泄肺胃。

处方：泻白散合大承气汤加减。

桑白皮 20g	蜜枇杷叶 10g	生大黄 6g（后下）	厚朴 6g
芒硝 6g（冲服）	黄芩 6g	炒栀子 10g	连翘 20g
生地黄 20g	枳实 10g	蒲公英 10g	生甘草 6g

5 剂，水煎服，日 1 剂。

二诊：2014 年 9 月 2 日。患者诉服药后泻下稀便，日 1～2 次，颜面部痤疮颜色变浅。上方去大黄、芒硝，加紫花地丁 6 克，白花蛇舌草 15 克。7 剂，水煎服，日 1 剂。

三诊：2014 年 9 月 9 日。患者诉颜面部痤疮明显好转。前方加淡竹叶 10 克。7 剂，水煎服，以巩固疗效。

按：马万千认为，本案为肺胃热盛之证。肺主皮毛，肺热故颜面部起疮；胃热阳明津亏，热灼津伤故口渴；大肠燥结故大便干燥；口渴，口干，小便黄，舌红，苔薄黄，均为肺胃热盛之症。腑以通为用，方用大承气汤以通腑泻热，肺与大肠相表里，大肠热泻则肺热得除。方中黄芩、桑白皮清泄肺火；《食疗本草》记载蜜枇杷叶"煮汁饮，主渴疾，治肺气热嗽及肺风疮，胸、面上疮"；栀子泻三焦之热；生地黄滋阴；连翘性微寒，清热解毒，散结消肿；蒲公英清热解毒。全方合用，上下同治，肺胃与大肠热泻，故颜面部痤疮除。

余认为，治疗痤疮，要结合痤疮的部位论治。《素问·刺热》曰："肝热病者，左颊先赤；心热病者，颜先赤；脾热病者，鼻先赤；肺热病者，右颊先赤；肾热病者，颐先赤。"痤疮发病以颜面为主，但临床中时常见到不同部位有皮疹多少之不同。有时发病仅聚于一个部位，如有些患者痤疮只发于口周及鼻部，临床从脾胃论治，可用黄芩、黄连；痤疮发于下颌部位，多从肾论治，可加用玄参、地黄、山茱萸、黄柏、知母等滋肾降相火药物。痤疮发病部位以颜面为主，亦可累及躯干。中医认为头面为诸阳之会，躯干亦在上、属阳，脏属阴，腑属阳，因此治疗痤疮时，我认为在治疗脏的同时也要治腑的功能，六腑以通为用，六腑之中，注意调节胃、大肠、三焦的功能，尤其注意大小便的通畅，要上下同治，热从下出，则上热得解。

（邱新萍）

痤疮（二）

患者：张某某，男，18 岁。

初诊：2020 年 7 月 28 日。

主诉：痤疮 3 年余。

现病史：患者面部痤疮 3 年余，色红，无瘙痒，纳可，眠可，小便可，大便黏腻，舌红，苔薄黄，脉弦滑。

既往史：体健。

过敏史：否认。

体格检查：面部痤疮，色红。

辅助检查：暂无。

西医诊断：痤疮。

中医诊断：痤疮。

辨证：肺胃热盛。

治法：清肺泻胃。

处方：清肺泻胃方。

桑白皮 20g　　地骨皮 20g　　甘草 6g　　黄芩 10g

蜜枇杷叶 10g　　黄连 6g　　　大黄 6g　　　姜厚朴 10g

苦参 10g　　　麸炒苍术 10g　白鲜皮 10g　　地肤子 10g

生薏苡仁 30g

7 剂，日 1 剂，水煎分 2 次服。

二诊：2020 年 8 月 11 日。患者复诊，诉近日无新发痤疮，大便黏腻有好转，舌红，苔黄，脉弦滑。在前方基础上加炒蒺藜以祛风，浮萍以宣散风热、透疹。处方如下：

桑白皮 20g　　　地骨皮 20g　　甘草 6g　　　黄芩 10g

蜜枇杷叶 10g　　黄连 6g　　　大黄 6g　　　姜厚朴 10g

苦参 10g　　　麸炒苍术 10g　白鲜皮 10g　　地肤子 10g

生薏苡仁 30g　　炒蒺藜 15g　　浮萍 10g

7 剂，日 1 剂，水煎分 2 次服。

按：患者以面部痤疮为主诉就诊，马万千选用其治疗痤疮的经验方清肺泻胃方为主方治疗。肺主皮毛，方中桑白皮、地骨皮、蜜枇杷叶清肺热，黄芩、黄连清热，大黄、厚朴泻下通腑，苦参、苍术、生薏苡仁清热祛湿，白鲜皮、地肤子清热燥湿，均是治疗痤疮湿疹的常用对药。复诊加炒蒺藜以祛风，浮萍归肺经，用以宣散风热，透疹，利尿。

痤疮是临床常见皮肤病，常见于青年，中医认为痤疮主要是由于先天肾之阴阳平衡失调，肾阴不足，相火天癸过旺，加之后天饮食生活失调，肺胃火热上蒸头面，血热瘀滞而成。清肺泻胃方是马万千的经验方，用以治疗肺胃热盛所致的痤疮，每能取效，值得临床推广应用。

（孙颂歌）

痤疮（三）

患者：黄某某，男，32 岁。

初诊：2021 年 8 月 20 日。

主诉：面部痤疮 3 周。

现病史：患者 3 周前无明显诱因出现面部痤疮，微红肿，故来医院门诊请马主任诊治。刻下症：面部散在痤疮、丘疹、脓包，面部油腻，少许瘙痒不适，口腔溃疡，乏力嗜睡，胃胀，大便黏腻不爽，夜休尚可，舌红，苔薄黄，脉弦数。

既往史：否认高血压、糖尿病、冠心病病史，否认肝炎、结核、手术、外伤等。

过敏史：否认药物、食物过敏史。

体格检查：神清、语利，肺部呼吸音清，未闻及干湿啰音，心率 68 次 / 分，律齐，心脏各瓣膜听诊区未闻及病理性杂音，腹软无压痛、反跳痛，四肢肌力、肌张力可，神经系统检查未见异常。

西医诊断：痤疮。

中医诊断：肺风粉刺。

辨证：湿热证。

治法：清热泻火利湿。

处方：清肺泻胃方。

桑白皮 20g	地骨皮 20g	甘草 6g	黄芩 30g
蜜枇杷叶 10g	黄连 6g	大黄 6g	姜厚朴 10g
麸炒苍术 10g	白鲜皮 10g	地肤子 10g	薏苡仁 20g
佩兰 10g			

7 剂，水煎服，早晚温服。

二诊：2021 年 8 月 27 日。患者诉服药后面部痤疮较前减少，仍感红肿，口腔溃疡消失，偶有口干口渴，大便通畅，舌淡，苔薄白，脉弦。前方加苦参 10g。继服 14 剂以巩固治疗。

患者服药治疗后 1 个月随访，面部痤疮渐退，色淡，无红肿，大便通利，症状较前明显好转。

按：痤疮，中医学称之为"肺风粉刺"，好发于面部、前胸、后背，多发于青少年。临床上轻度痤疮可见皮损主要为粉刺、丘疹，严重者可见囊肿、结节；中重度痤疮之囊肿、结节往往不易消退，病情反复，影响美观。马万千认为粉刺由于肺经风热，熏蒸于皮肤，抟结不散而成；或因过食膏粱厚味、辛辣之品，脾胃蕴积湿热，上熏于肺，外犯肌肤而成。此外，冲任不调也可导致肌肤疏泄功能失畅而发为痤疮。本病的治疗，应根据辨证，分别采用疏风宣肺清热法、清热化湿通腑法和调摄冲任、疏肝解郁法，并结合外治法。大部分患者用药以滋肾阴、降相火为主，但中重度痤疮患者囊肿、结节明显，或结节久蕴不散，则需配合使用清热化痰、散结消肿之药。本案方用自拟清肺泻胃汤加减。方中桑白皮性寒、味苦，清泄肺热；白鲜皮清热利湿，疏风止痒；黄芩、黄连清泄上、中二焦热，引火下行；苍术、厚朴燥湿健脾；薏苡仁、佩兰利水消肿，健脾祛湿。诸药合用，共奏健脾清热利湿之效。

（王晨）

黄褐斑

患者：赵某某，女，43 岁。

初诊：2013 年 5 月 7 日。

主诉：黄褐斑 2 年，加重 1 个月。

现病史：患者诉近 2 年来因工作、生活压力增加，心情时有不畅，易急躁，月经量少色暗，月经期尚准，行经期乳房胀痛，两胁胀满。近 1 个月来症状加重，伴头晕，失眠多梦，纳可，二便调，舌暗红、有瘀斑，苔薄白，脉弦。

既往史：否认高血压、冠心病、糖尿病病史，否认肝炎、结核、手术、外伤等。

过敏史：否认药物、食物过敏史。

体格检查：神清、语利，肺部呼吸音清，未闻及干湿啰音，心率 83 次 / 分，律齐，心脏各瓣膜听诊区未闻及病理性杂音，腹软无压痛、反跳痛，四肢肌力、肌张力可，神经系统检查未见异常。

辅助检查：腹部彩超、ECG 均未见明显异常。

西医诊断：黄褐斑。

中医诊断：黄褐斑。

辨证：肝郁气滞夹瘀证。

治法：疏肝理气，活血化瘀。

处方：丹栀逍遥散化裁。

柴胡 12g	醋香附 10g	郁金 10g	川芎 6g
益母草 30g	赤、白芍（各）10g	枳壳 10g	桃仁 10g
红花 10g	茯苓 10g	牡丹皮 10g	炒白术 12g
炒栀子 10g	泽兰 10g	泽泻 10g	当归 10g

7 剂，水煎服，日 1 剂，早晚温服。

二诊：2013 年 5 月 14 日。患者诉服药后胸胁胀满症状减轻，失眠多梦症状消失，自觉心情较前畅快，因未至月经期，故月经变化不详，舌暗红、有瘀斑，苔薄白，脉弦。效不更方，继服前方 7 剂。

三诊：2013 年 5 月 21 日。患者三诊时正值月经期第 3 天，诉黄褐斑较前减轻，月经期乳房胀痛、胸胁胀满明显减轻，目前看月经色较前转淡，经量增加，舌暗红、有瘀斑，苔薄白，脉弦。月经期减少活血药物用量，故桃仁、红花减至 5g，益母草 15g，余不变。处方如下：

柴胡 12g	醋香附 10g	郁金 10g	川芎 6g
益母草 15g	赤、白芍（各）10g	枳壳 10g	桃仁 5g
红花 5g	茯苓 10g	牡丹皮 10g	炒白术 12g
炒栀子 10g	泽兰 10g	泽泻 10g	当归 10g

7 剂，水煎服，日 1 剂，早晚温服。

四诊：2013 年 5 月 28 日。患者诉黄褐斑较前略色淡，心情舒畅，无明显胸胁胀满，无头晕，失眠等症状，纳可，眠安，二便调，舌暗红、有瘀斑，苔薄白，脉弦。予首次方剂继服。处方如下：

柴胡 12g	醋香附 10g	郁金 10g	川芎 6g
益母草 30g	赤、白芍（各）10g	枳壳 10g	桃仁 10g
红花 10g	茯苓 10g	牡丹皮 10g	炒白术 12g
炒栀子 10g	泽兰 10g	泽泻 10g	当归 10g

7 剂，水煎服，日 1 剂，早晚温服。

此后患者在马主任处治疗半年，黄褐斑不明显，其他不适症状消失。

按：中医有"有斑必有瘀，无瘀不成斑"之说，又有"体质可分"及"体病相关"之论，在治疗上也是"治斑不离血"。黄褐斑是常见的损美性疾病，且以女性患者居多，这跟女子以血为本、肝气易郁滞的体质特征密切相关，马万千认为黄褐斑瘀血本质在于气血。血之源在于肝，气之源在于脾，一味活血化瘀只能治标，短时间可以收效，但久病易伤肝脾，导致病情反复甚至变化。肝脾同治为本病治疗的基础，同时应兼顾诱因，从而能够标本兼治，治病调体。同时，马万千指出活血化瘀药不宜过猛，以免活血太过而溢血。马万千治疗本病以丹栀逍遥散化裁，方中柴胡疏肝解郁，条达肝木，茯苓、炒白术健脾益气，牡丹皮、炒栀子清热除烦凉血，醋香附、郁金行气活血，桃红四物汤养血活血，化瘀柔肝，泽兰、泽泻、益母草活血利水，全方共奏疏肝理气、活血化瘀之效。

同时马万千强调，黄褐斑应以预防为先，平时应注重调理，保持心情舒畅，注意保暖，以使气血调和，方才有助疾病的预防和康复。

（刘畅）

荨麻疹（一）

患者：姜某某，男，36 岁。

初诊：2020 年 5 月 19 日。

主诉：皮肤起风团块伴瘙痒 1 个月余。

现病史：患者诉近 1 个月余出现皮肤起风团块，时起时消，色红瘙痒，伴有鼻炎、结膜炎，每逢夏季反复发作，纳眠可，二便可，舌红，苔薄白，脉细。

既往史：否认高血压、糖尿病病史。

过敏史：否认。

体格检查：神清语利，步入门诊。皮肤未见明显风团块及皮疹。

辅助检查：暂无。

西医诊断：荨麻疹。

中医诊断：荨麻疹。

辨证：风邪外袭。

治法：祛风止痒。

处方：消风散加减。

荆芥 10g	防风 10g	蝉蜕 10g	苦参 10g
火麻仁 10g	白术 10g	当归 10g	地黄 20g
牛蒡子 10g	白鲜皮 10g	地肤子 10g	黄芪 30g
辛夷 10g	炒苍耳子 10g		

7 剂，日 1 剂，水煎分 2 次服。

二诊：2020 年 5 月 26 日。患者诉症状有缓解，仍时有风团块伴瘙痒。在前方基础上加地龙以清热祛风通络，加麻黄以发汗解表，加连翘清热，加桑白皮、地骨皮以清泄肺热。处方如下：

荆芥 10g	防风 10g	蝉蜕 10g	苦参 10g
火麻仁 10g	白术 10g	当归 10g	地黄 20g
牛蒡子 10g	白鲜皮 10g	地肤子 10g	黄芪 30g
辛夷 10g	炒苍耳子 10g	地龙 10g	麻黄 6g
连翘 10g	桑白皮 10g	地骨皮 10g	

7 剂，日 1 剂，水煎分 2 次服。

按：患者以皮肤起风团块伴瘙痒求诊，伴有鼻炎、结膜炎，诊断为荨麻疹，辨证为风邪外袭证，治以消风散为主方加减。消风散出自《外科正宗》，是治疗风疹、湿疹的常用方剂，临床以皮肤瘙痒，疹出色红，或遍身云片斑点为辨证要点。现代药理研究显示消风散具有抗过敏和免疫抑制等药理作用。

马万千在消风散的基础上加白鲜皮、地肤子以清热解毒,黄芪以补气扶正,辛夷和苍耳子以疏风通利;复诊时在前方基础上加地龙以通络,麻黄以发汗解表,连翘以清热,桑白皮、地骨皮以清泄肺热,全方共奏祛风清热止痒之效。马万千善用清泄肺热之品治疗皮肤疾病,因肺主皮毛,清肺泻热法对皮肤病属热证者每多奏效。

(孙颂歌)

荨麻疹(二)

患者:刘某某,女,29岁。

初诊:2020年11月17日。

主诉:面部荨麻疹近3年。

现病史:患者近3年出现面部荨麻疹,颜面发红,伴有前胸及后背湿疹、瘙痒,双下肢发凉,纳可,眠欠安,二便调,舌红,苔白,脉细。

既往史:体健。

过敏史:否认。

体格检查:面部、前胸及后背皮疹,色红。

西医诊断:荨麻疹。

中医诊断:荨麻疹。

辨证:阳虚寒袭。

治法:温阳祛湿止痒。

处方:真武汤加减。

淡附片10g　　白术10g　　　生姜10g　　　茯苓10g

白芍 10g　　桂枝 10g　　苦参 10g　　炒苍术 10g

地肤子 10g　火麻仁 10g　酒大黄 6g　　肉桂 10g

黄连 6g

7剂，日1剂，水煎分2次服。

按：患者因面部荨麻疹就诊，皮肤湿疹，瘙痒明显，伴双下肢发凉，辨证为阳虚外邪所袭，《诸病源候论》说："风瘙痒者，是体虚受风，风入腠理，与血气相搏，而俱往来于皮肤之间，邪气微，不能冲击为痛，故但风痒也。"综合观之，与本病甚合，乃由脾肾阳虚，卫气不固，寒邪外袭所致。故选用真武汤以温脾肾之阳，以治其本；加桂枝以解表和营，加苦参、苍术以祛湿，加地肤子以祛湿止痒，加火麻仁、酒大黄通便以泻热，患者双下肢发凉，上热下寒，加肉桂、黄连以引火归元，交通心肾，标本兼治。

马万千临床上喜用肉桂、黄连这个组方，肉桂、黄连即交泰丸，交济水火，交通心肾，适用于胸中痞闷嘈杂（大便稀则胸中颇快，大便坚则痞闷难当，不思饮食）、心火偏亢、心肾不交、怔忡、失眠等病证，临床上常随症加减应用。

（孙颂歌）

第十章 痹 证

痹证（一）

患者：张某，男，39 岁。

初诊：2020 年 9 月 10 日。

主诉：左足跟肿痛 4 年余，近半年加重。

现病史：左足跟肿痛 4 年余，近来加重，X 线片显示骨质增生。现怕冷，行走痛重，行动困难，余可，舌红，苔薄白，脉沉弦。

西医诊断：风湿关节痛。

中医诊断：痹证。

辨证：气血瘀滞，经络痹阻，化热伤阴。

治法：温经散寒，祛风滋阴清热。

处方：桂枝芍药知母汤加味。

桂枝 12g	芍药 9g	麻黄 9g	知母 12g
干姜 12g	川附子 10g	防风 10g	白术 12g
炙甘草 6g	威灵仙 10g		

7 剂，水煎服，每日 1 剂。

嘱患者避风寒，适当锻炼。

二诊：2020 年 9 月 17 日。上药服 7 剂，左足跟痛大减，但走路时仍痛，怕冷。前方增川附子为 15g，继服。

前后共服药 1 个月余，足跟疼痛已不明显。

按： 本病属于痹证范畴，马万千认为痹证病机是本虚邪侵机体。该患者为经络痹阻所致之关节疼痛，寒热错杂，治以温经散寒、滋阴清热为法，方用桂枝芍药知母汤加味。方中桂枝温经通阳，利血脉，化痰滞，散寒气，调营卫以止痛，通达阳气于四末；芍药养血而柔筋脉，养阴而清瘀滞，与桂枝同用，调气血，走关节，利血脉，使阳气通达于内脏，善于缓急；知母清热除烦，滋阴润燥；附子为诸药之首，令阳气深藏于内；麻黄发汗解表，开腠理，见阳光；白术健脾益气，以防药太过而伤及脾胃；干姜温中；甘草和中；防风祛风胜湿；并在此基础上加用威灵仙以加强祛风除湿之效。

（张士华）

痹证（二）

患者：张某某，男，63 岁。

初诊：2023 年 1 月 6 日。

主诉：腰背部冷痛 3 个月。

现病史：患者诉 3 个月前受凉后出现腰背部冷痛，伴困倦乏力，自汗，自觉颈部活动不舒，喜饮热水，怕风，手足间怕冷明显。未规律服药，现为求诊治故来医院门诊就诊。刻下症：腰背部冷痛，伴手足凉，困倦乏力，怕风，纳可，偶有腹胀，小便清长，大便 1 日 2～3 次，不成形，舌淡，苔白，脉浮紧，深按无力。

既往史：甲状腺功能异常病史 3 年，未系统治疗，否认高血压、冠心病、糖尿病病史，否认肝炎、结核、手术、外伤等。

过敏史：否认药物、食物过敏史。

体格检查：神清、语利，肺部呼吸音清，未闻及干湿啰音，心率64次/分，律齐，心脏各瓣膜听诊区未闻及病理性杂音，腹软无压痛、反跳痛，四肢肌力、肌张力可，神经系统检查未见异常。

辅助检查：T_3 0.86ng/mL。

西医诊断：慢性疲劳综合征。

中医诊断：痹证。

辨证：阳虚寒滞。

治法：温中解肌散寒，发表升津舒筋。

处方：桂枝加葛根汤合玉屏风散加减。

桂枝 10g	白芍 10g	生姜 10g	黄芪 15g
干姜 10g	炙甘草 6g	大枣 10g	葛根 10g
白术 10g	附子 10g	当归 10g	桂枝 10g
防风 10g	羌活 10g		

7剂，水煎服，日1剂，早晚温服。

二诊：2023年1月13日。患者诉服药后腰背部冷痛症状减轻，出汗症状改善，体力较前增强，大便1日1～2次，基本成形，纳可，舌淡红，苔白，脉浮，深按无力。效不更方，继进7剂。

患者服药治疗后1个月随访，腰背部冷痛症状基本消失，基本无自汗、乏力症状，二便已完全恢复正常。

按： 马万千主任根据多年临床经验，提出气血闭阻是痹证发生的主要病机之一。他认为人体正气不足，营卫不和，或因居处潮湿，或因涉水冒雨，或因气候剧变，或因冷热交替，风寒湿之邪乘虚侵袭人体，流注经络，留滞关节，致使经络痹阻，气血运行不畅，发为痹证。马万千认为由于寒邪所导致的痛痹属阳虚寒滞证者，临床可以由以下几方面辨别：①舌质淡红，苔白腻或白滑；②疼痛部位固定；③伴喜热饮等特征；④大便不成形。

该例患者表现为腰背部冷痛，痛处固定不移，喜热饮，大便不成形，舌淡红，苔白，脉浮紧，深按无力，均为痛痹阳虚寒滞之症。马万千采用温中解肌散寒、发表升津舒筋法治疗。桂枝加葛根汤中桂枝、生姜、甘草合用辛甘化阳，白芍、甘草合用酸甘化阴，大枣固护中州，葛根升津舒筋，共奏调和营卫、解肌发表之功，加羌活解表祛湿，附子、干姜温中散寒。玉屏风散出自《世医得效方》，方中黄芪补气固表，防风祛风散寒，白术健脾益气，从而使整方固表而不恋邪，祛邪而不伤正。全方共奏温中解肌散寒、发表升津舒筋之效。一诊后患者腰背痛即得缓解，效不更方，二诊守方继进7剂，患者诸症明显好转。马万千将补气固表药和温中解肌散寒药同用，固表而不恋邪，祛邪而不伤正，营卫和则痹痛止。

（王昀）

痹证（三）

患者：张某某，女，69岁。

初诊：2023年4月11日。

主诉：双手、双足关节疼痛2年余，加重4个月。

现病史：患者诉2年余前出现双手、双足关节疼痛，以双足明显，伴晨僵，腰部、颈部活动不舒，容易感冒。4个月前着凉后双手、双足关节疼痛加重，伴困倦乏力，腰膝酸软，怕风。未规律服药，为求诊治故来医院门诊就诊。刻下症：双手、双足关节疼痛，伴晨僵，腰部、颈部活动不舒，困倦乏力，怕风，腰膝酸软，舌淡，苔白，脉弦细，深按无力。

既往史：高血压病史 15 年，长期口服苯磺酸氨氯地平控制血压，糖尿病病史 15 年，长期口服二甲双胍控制血糖，否认甲状腺功能减退、冠心病、脑血管疾病病史，否认肝炎、结核、手术、外伤等。

过敏史：否认药物、食物过敏史。

体格检查：神清、语利，肺部呼吸音清，未闻及干湿啰音，心率 75 次 / 分，律齐，心脏各瓣膜听诊区未闻及病理性杂音，腹软无压痛、反跳痛，四肢肌力、肌张力可，神经系统检查未见异常。

辅助检查：ESR 21mm/h。

西医诊断：关节炎。

中医诊断：痹证。

辨证：肝肾亏虚，气血闭阻。

治法：滋补肝肾，行气活血通痹。

处方：独活寄生汤加减。

独活 10g	桑寄生 20g	秦艽 10g	防风 10g
细辛 3g	川芎 10g	当归 10g	熟地黄 20g
白芍 10g	肉桂 10g	茯苓 10g	杜仲 10g
牛膝 10g	人参 10g	炙甘草 6g	延胡索 10g

14 剂，水煎服，日 1 剂，早晚温服。

二诊：2023 年 4 月 25 日。患者诉服药后双手、双足关节疼痛症状有所减轻，困倦乏力改善，大便基本成形，纳可，口苦，咽干，痰多，不易入睡，舌淡红，苔白，脉弦。患者口苦咽干，痰多，不易入睡为少阳相火，痰火上攻之象，加柴胡、黄芩以疏解少阳相火，加青礞石以化痰息风。处方如下：

桂枝 10g	白芍 10g	生姜 10g	黄芪 15g

干姜 10g   炙甘草 6g   大枣 10g   葛根 10g

白术 10g   附片 10g   当归 10g   桂枝 10g

防风 10g   羌活 10g   北柴胡 24g   黄芩 9g

青礞石 9g

14 剂，水煎服，日 1 剂，早晚温服。

患者服药治疗后半个月随访，双手、双足疼痛症状明显改善，基本无口苦、咽干症状，睡眠改善，二便调。嘱后续长服复方风湿宁片，每次 2 片，每日 4 次，以巩固疗效。

按：马万千主任根据多年临床经验，提出痹证日久，或因正虚邪进不能驱邪外出，或正虚邪恋致病迁延不愈，或未避虚邪贼风，感邪深重侵入人体留置不去。痹证在外为风寒湿三气痹着日久，病久入深，或着于筋，或着于脉，或着于肌，或着于骨，而导致荣卫凝涩不通，气血运行不畅，在内则责之肝肾失养，气血失荣，肝肾亏虚而迁延不愈。马万千认为风寒湿痹日久肝肾亏虚、气血不和证，临床可以由以下几方面辨别：① 日久体虚；② 伴腰膝酸软；③ 下肢冷痛麻木；④ 乏力。

该例患者表现为腰膝酸软，关节疼痛，下肢明显，乏力困倦，脉弦细，深按无力，均为肝肾亏虚、气血闭阻之症。马万千采用滋补肝肾、行气活血通痹法治疗，方用独活寄生汤加减。独活寄生汤出自《备急千金要方》，该方为马万千主任治疗慢性痹证常用方，其以祛风湿、止痹痛、益肝肾、补气血立法，主治痹证日久肝肾两虚、气血不足证。方中独活、桑寄生祛风除湿，养血和营，活络通痹，为君药；牛膝、杜仲、熟地黄补益肝肾，强壮筋骨，为臣药；川芎、当归、芍药补血活血，人参、茯苓、甘草益气扶脾，均为佐药，使气血旺盛，有助于祛除风湿，又佐以细辛搜风治风痹，肉桂祛寒止痛；使以秦艽、防风祛周身风寒湿邪。各药合用，是为标本兼顾、扶正祛邪之剂，加用延胡索急则治标以活血行气，通痹止痛，全方共奏祛风湿、止痹痛、益肝肾、补气血之功。一诊后患者腰背痛即得缓解，而增少阳相火，痰火上攻之证，二诊以原方加用柴胡、黄芩以疏解少阳相火，加青礞石以化痰息风，诸症明显好转。调补肝肾药和祛风散寒药同用，祛邪扶正，标本兼顾，血气足则风湿除，肝肾强而痹痛愈。

（王昀）

痹证（四）

患者：姜某某，女，46 岁。

初诊：2021 年 8 月 10 日。

主诉：多关节疼痛 8 个月余。

现病史：患者 8 个月前劳累受凉后出现右膝关节疼痛，活动受限，3 个月后腕关节僵痛，每日晨僵约 3 小时，指间关节肿痛，活动受限，面部皮疹两三年，2021 年 7 月就诊于当地医院，查 RF 255IU/mL，ESR 71mm/h，CCP 10.03RU/mL，诊断为类风湿关节炎，给予鹿瓜多肽静点，口服双氯芬酸钠止痛，效果不明显。中间间断口服中药，每日服用双氯芬酸钠止痛。现为进一步治疗遂来我院就诊。刻下症：双膝、双肩、双腕、指间关节疼痛，活动受限，晨僵 2～3 小时，面部皮疹，眠差（疼痛难以入睡），纳差，怕冷，时有乏力困倦感，大便偏干，2～3 日 1 次，舌淡、尖略红，苔白稍腻，脉沉细弱。

既往史：甲状腺功能减退病史 5 年余。

过敏史：否认食物及药物过敏史。

家族史：否认家族风湿病史。

辅助检查：RF 22.3IU/mL，CRP 7.79mg/dL，超敏 CRP 51.4mg/L，抗 O 144 IU/mL，ESR 101.0mm/h。

西医诊断：类风湿关节炎。

中医诊断：痹证。

辨证：寒湿痹阻经络。

治法：活血通络，散寒止痛。

处方：桂枝芍药知母汤加减。

桂枝 24g	白芍 18g	知母 24g	麻黄 12g
白术 30g	防风 24g	黑顺片 12g	炙甘草 12g
醋延胡索 25g	黄芩 9g	炒酸枣仁 15g	

7 剂，水煎服，日 1 剂，分早晚 2 次温服。

二诊：服药 1 周后，患者自觉膝关节、肩关节、腕关节及指间关节疼痛及晨僵较前明显减轻，怕冷较前减轻，近日睡眠不好时胸闷加重，伴后脑、巅顶、眼眶疼。考虑阳气渐温，但方剂略温燥，病患本身阴液不足，致虚阳上亢，且夜间痛多及血分，痰瘀痹阻而见胸痹不解，故前方加丹参 20g，决明子 15g，白芷 15g，以豁痰开窍，活血通络。处方如下：

桂枝 24g	白芍 18g	知母 24g	麻黄 12g
白术 30g	防风 24g	附子 12g	炙甘草 12g
醋延胡索 25g	黄芩 9g	炒酸枣仁 15g	丹参 20g
决明子 15g	白芷 15g		

14 剂，水煎服，日 1 剂，分早晚 2 次温服。

按：桂枝芍药知母汤记载于《金匮要略·中风历节病脉证并治》："诸肢节疼痛，身体魁羸，脚肿如脱，头眩短气，温温欲吐，桂枝芍药知母汤主之。"此方是张仲景所创的以寒热并用法治疗痹证的经典方药之一，主治风湿历节。本方所治病证由风寒湿邪所致，兼有湿郁化热之象。

本案患者，中年女性，8个月前因受凉而关节肿胀、怕冷，诊断为痹证，证属寒湿痹阻经络，治疗以活血通络、散寒止痛为主。马万千认为湿多则肿，寒多则痛，风多则动，故以桂枝汤加麻黄助其通阳，加白术、防风以益脾化湿，祛风解表，加芍药、知母、甘草以除热于中，且桂枝调和阴阳，配附子温经通脉，宣痹止痛，诸药相伍，表里兼顾，标本同治，寒热同调，且有温散而不伤阴、养阴而不碍阳之妙。

（王晨）

痹证（五）

患者：王某某，男，28岁。

初诊：2022年4月12日。

主诉：腰背部疼痛11年，弯腰受限3年。

现病史：患者11年前因受凉、劳累出现腰痛，伴有左腿、左足跗趾麻木，于当地医院就诊，行CT检查，诊断为腰椎间盘突出，给予牵引、按摩、拔火罐等治疗，症状好转。4年前在国外因潮湿等原因再次出现腰骶部（脊柱两侧）疼痛，弯腰困难，患者未予重视及治疗。1年前再次因弯腰困难于当地医院就诊，行腰椎MRI示：L4/5椎间盘膨出，L5/S1椎间盘突出，HLA-B27（＋），诊断为腰椎间盘突出、强直性脊柱炎，给予塞来昔布治疗，患者未按时服药，5天前于当地医院复查骶髂关节CT、脊柱X线，提示骶髂关节骨质改变，强直性脊柱炎考虑。现患者为求进一步诊治遂来我科就诊。刻下症：腰骶部夜间翻身时稍有疼痛，难以弯腰，左肩疼痛，上肢抬举困难，无明显畏寒，汗出一般，偶有口干，纳眠可，二便调，舌红，苔薄白，脉沉细略弦滑。

既往史：无。

过敏史：无食物及药物过敏史。

个人史：吸烟10余年，每日5支，偶饮酒。

婚育史：已婚未育。

家族史：强直性脊柱炎病史。

辅助检查：ESR 9mm/h，RF 20.3IU/mL，UA 360μmol/L，HLA-B27（+）。脊柱X线片：颈、胸、腰椎未见明显骨质异常；两侧骶髂关节骨质改变，强直性脊柱炎考虑，请结合临床及实验室检查。骶髂CT：两侧骶髂关节骨质改变，符合强直性脊柱炎表现。

西医诊断：强直性脊柱炎。

中医诊断：痹证。

辨证：肾虚督寒。

治法：补肾祛寒，活血通络，祛风化湿。

处方：补肾强督方加减。

烫狗脊 30g	续断 25g	桑寄生 30g	盐杜仲 30g
伸筋草 30g	桂枝 12g	白芍 12g	防己 9g
防风 12g	姜黄 15g	醋延胡索 25g	豨莶草 15g
泽兰 30g	羌活 12g	络石藤 30g	独活 12g
郁金 15g	知母 10g		

14剂，每日1剂，分早晚2次温服。

二诊：服药后身体轻松，夜间疼痛较前好转，左肩关节疼痛，上肢抬举不利，服药后大便不成形，1日3～5次，汗出较前增多，小便黄，腰骶部及髋关节无明显疼痛，无明显乏力、畏寒，纳眠可，舌淡，苔薄白，脉沉细略弦滑。辅助检查：ESR 4mm/h，CRP 1.6mg/dL，血常规（-），髋关节MRI未见异常。处方如下：

烫狗脊 30g	续断 25g	桑寄生 30g	盐杜仲 30g
伸筋草 30g	桂枝 12g	白芍 12g	防己 9g
防风 15g	姜黄 15g	醋延胡索 25g	豨莶草 15g
泽兰 30g	羌活 12g	络石藤 30g	独活 12g
郁金 15g	知母 10g	葛根 15g	桑枝 15g

14 剂，每日 1 剂，分早晚 2 次温服。

患者服药治疗 1 个月后随访，腰背部疼痛较前明显好转，可轻度弯腰，余无明显不适。

按：强直性脊柱炎是一种以骶髂关节和脊柱关节慢性炎症为主的全身性自身免疫病。本病属于中医"痹证"范畴中的"肾痹""骨痹"。《素问·痹论》曰："风寒湿三气杂至，合而为痹也""肾痹者，善胀，尻以代踵，脊以代头"。《素问·长刺节论》曰："病在骨，骨重不可举，骨髓酸痛，寒气至，名曰骨痹。"其主要临床表现为腰背、肢体疼痛，脊柱僵硬、强直，乃至驼背。中医认为外感六淫是其发病的外因，肾虚是其发病的内因，痰、湿、瘀、浊痹阻于脊柱，缠绵难愈。患者因长期处于潮湿环境出现腰骶部（脊柱两侧）疼痛，寒湿阻滞，经络不通，气血凝滞，加重关节疼痛。日久耗气伤阴，出现口干之象。方中烫狗脊、桑寄生、盐杜仲温肾助阳、补肝肾、壮腰膝、利俯仰；羌活主治督脉为病，脊强而厥；独活搜少阴伏风，祛膝关节风邪；桂枝合营卫、通经络、助阳气；白芍配桂枝和营卫；知母滋肾阴清热，以防热药燥血生热；桑枝、防风、葛根舒筋活络，祛上肢痹痛；伸筋草活血通络，活血止痛，行气解郁；醋延胡索化瘀理气止痛，缓解关节疼痛；豨莶草祛风湿、通经络，现代药理研究发现豨莶草有较好的镇痛及抗炎作用，可达到抗风湿效果。诸药合用，共奏补肾强骨、除湿通络止痛之功。

（王晨）